「早口ことば」で認知症予防

hayakuchi kotoba

山 秀直
医学博士

佐藤 正文
演技トレーナー 演出家 俳優

ART NEXT

「早口ことば」で認知症予防

目次

早口ことばの訓練は物忘れ症状の改善にも効果！

福山 秀直

「あれよ、あれ。あー思い出せない」

歳をとると人の名前や物の名前が出てこない、ということが日常茶飯事になってきます。その人の顔や、物の形や、何に使うか、はわかる。けれどその固有名詞を思

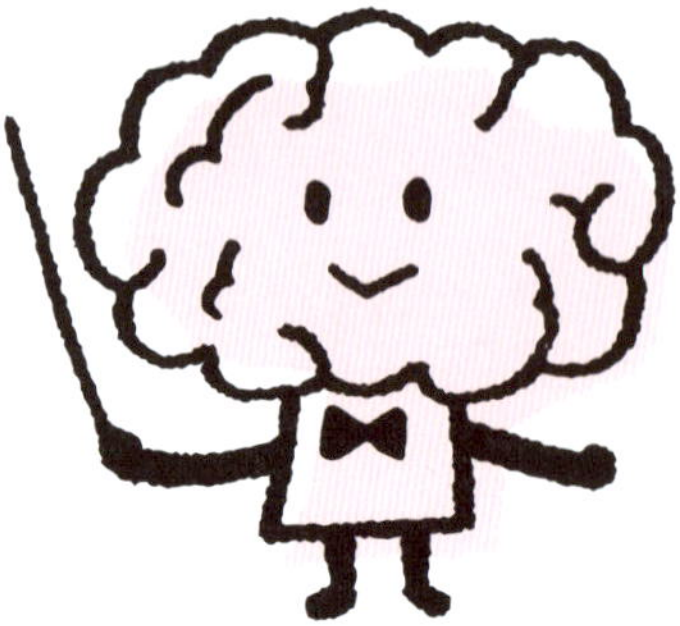

い出せない。そして忘れた頃、何かの拍子にふっと思い出す。あるいはちょっとしたヒントをきっかけに思い出す。「高齢者アルアル」と笑っていられるうちはいいのですが、物忘れの度合いが増してくると、「認知症が始まっているのかも」と、不安になる方も多いのではないでしょうか。

何かを記憶するという行為には、その何か（対象物）を「記銘」「保存」「想起」するという3つのプロセスが不可欠です。なかでも重要な、記憶を蓄える「保存」は、主に脳の左前方にある海馬というところが担っていると考えられています。物忘れは、主に、加齢とともにこの海馬の前部が萎縮して（痩せて）くるのが原因の一つとなるようです。

早口ことばで脳の機能が活性化!!

これをポジティブにとらえるなら、これら3つの役割を担う脳の機能の老化に強制的にブレーキをかければ、物忘れの進行を遅らせ、言葉がスムーズに出てくることさえ可能であるということ。早口ことばの練習は、認知症へのブレーキになるかもしれません。

「言語野」といわれる脳の「左前頭部」（海馬もこのあたりにあります）を強制的に使う早口ことばは、この記憶プロセスも強制的に使うため、早口ことばが熟達するに従って、物忘れの改善にも役立ち、一時的に忘れてしまっても想起しやすくなる、そんな嬉しい効果も期待できるのです。

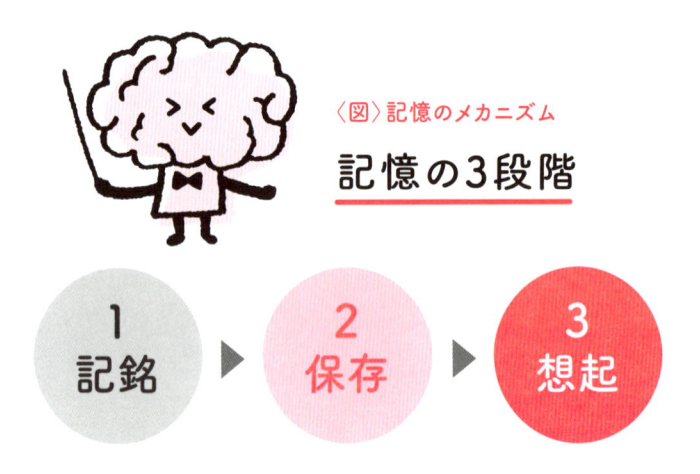

〈図〉記憶のメカニズム

記憶の3段階

1 記銘 ▶ 2 保存 ▶ 3 想起

早口ことばで人間らしさの回復も!?

さらに、脳の前の方にある「前頭前野」というところは、注意力の持続力に深く関係していることがわかっています。早口ことばのなかには、発語が難しいものが少なくありません。そのため、トレーニングには前頭前野の協力が不可欠で、その結果、前頭前野の活性化にも役立つと思われます。

厚生労働省の発表でも、老年期の社会的孤立やうつ病が認知症の危険因子とされており、超高齢社会では、これまで以上に脳の活性化に取り組むことが求められます。

前頭前野は、ヒトで発達した高次の認知中枢で、思考や創造性を担う脳の最高中枢であると考えられています。早口ことばによる発語トレーニングは、この前頭前野を活性化するために大いに役立つはずです。

「面白そう」が人生を豊かにするきっかけに！

脳トレ、筋トレが同時にできる早口ことば

佐藤 正文

病院の待合室は、いつもお年寄りでひしめいていて、会話がまったく成り立っていないご夫婦の姿をしばしば目にします。

たいていは、夫が妻に「だー！だー！」とか

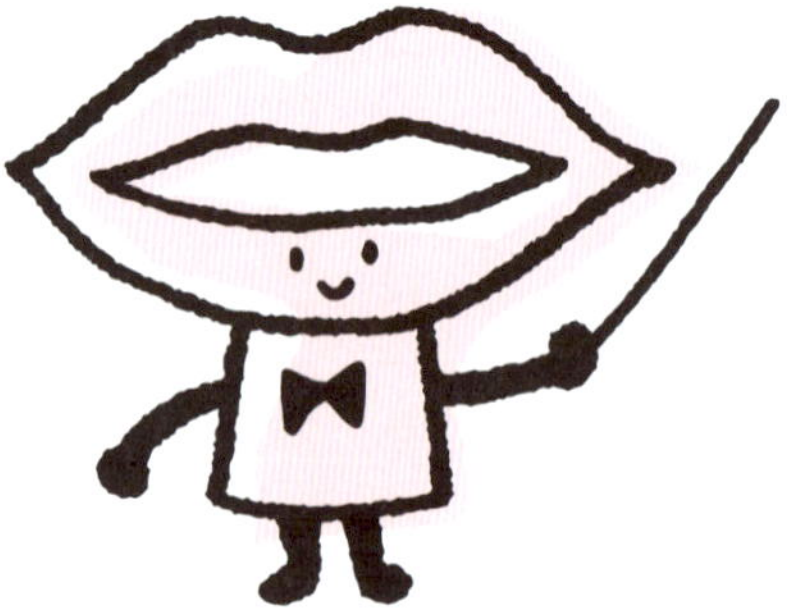

はじめに

「えー！あー！」とか意味不明な怒号を投げつけ、妻は、「はあ〜？」とか言うだけで、まともに取り合おうとしない。そんな光景を目にするたびに、「ちゃんと相手に伝わる会話をしましょうよ」と、言いたくなります。

大切なのは「言葉」です。しかし、高齢になるにつれ、その大切な言葉を、伝えたい相手に伝わるように話すことが、そう簡単なことではなくなっていきます。原因の一つは、言葉を構成する「呼吸」「声」「音」の動力となる「筋力」の衰えです。

でも、あきらめるのはまだ早い。足腰の筋肉と同様に、言葉を発するための筋力も、どんなに高齢になってからでも鍛えれば強くなります。

福山先生のお話にあったように、脳は、言葉はもちろん、その言葉を発するために必要な筋肉の動かし方も記憶してくれるはずです。

本書でご紹介する「早口ことば」は、私が厳選し、あるものはアレンジを加え、あるものは新たに創作した、いわば「脳トレ&筋トレことば集」です。

シニアのための朗読サークルが気づかせてくれたこと

早速お試しいただきたいところですが、私がこの本をつくるきっかけとなったシニア向けのあるサークルのお話をしておきます。

私は俳優をしながら、後進たちのトレーナーとしても、長年活動してきました。映画やテレビを通して、教え子の姿や声に接しない日はありません。

プロ向けトレーニングと並行して、小学生からシニアまで一般の方を対象とした朗読の指導もしています。数えてみたら俳優さん以外でも、学生や一般の方々延べ５０００人を上回り、自分でも驚いています。シニア向けの朗読サークルのなかには10年以上活動が続いているものもあり、その上達ぶりは目を見張るほどです。

事情があって、しばらくお休みしていたメンバーが復帰すると、これまでちゃんと読めていた箇所がうまく読めなくなったり、もたもたしたり……。本人も焦って「なんとかしたい」と、相談にきます。「老化による筋力の衰えが、言葉の退化の一因になる」ことを、シニアの生徒さんたちが身をもって私に教えてくれたのです。そこで考えた末に、ウォーミングアップとして取り入れてみたのが「早口ことば」。効果は、もちろん「アリ！」でした。

ただ早く読むだけではなく「筋力」と「脳力」を総動員して読みましょう

ここにご紹介した「早口ことば」は、早く読むことだけを目的としたものではありません。早く読むだけなら、ただの「音声マシーン」になってしまいます。文字を目で見て、頭で意味を理解して、言葉という音に乗せる。そのプロセスを意識しながら読むと言葉が生きてきて、「意味ある滑舌」になるのです。「筋力と脳力」を総動員して読んでほしいのです。「早口ことば」も、「聞き手を想像しながら読む」と、言葉の力が増します。また、「イメージを描きながら読む」と、体が生理的に反応し、音色が変わります。さらに、頭の中で「音を一つ一つ触る（確認する）ように読む」ことも意識してやってみてください。たとえば、「りんご」なら「り・ん・ご」というように。それを素早くやるのが「早口ことば」です。

めんどくさいかもしれませんが、言葉を生かす術を身につけることができれば、人生は今よりぐんと楽しく豊かになるはずです。

まずは、あなたが苦手な「早口ことば」を知ることから始めましょう。クスッと笑ってしまったり、意味不明で頭が混乱したり……。その気づきを誰かに伝えたくなったら、こちらの思うツボ！「早口ことば」で鍛えた言葉の力を、生きた言葉として、大切な誰かとのコミュニケーションのために使ってほしいと願っています。

第1章

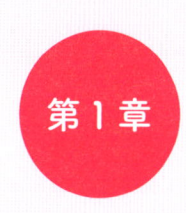

まずは試してみましょう苦手チェック

同じ「早口ことば」でも、出だしからつまずいてしまう人もいれば、すらすら言えてしまう人もいます。ここでは、多くの人が「苦手」と感じる7種の早口ことばをご紹介します。まずは、「あなたの苦手」を診断することから始めましょう。

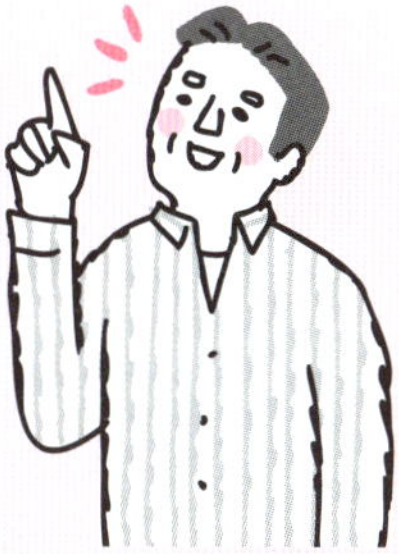

苦手チェック❶

サ行

笹《ささ》の寿《す》司《し》

紫《し》蘇《そ》の寿《す》司《し》

そこの寿《す》司《し》

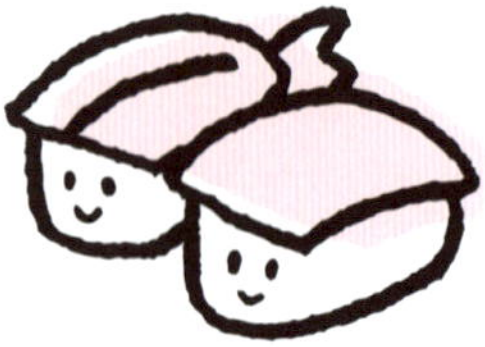

☑ うまく言えない方はチェック

苦手チェック❷

タ行

立《た》てても

立《た》てても

倒《たお》れる竪《たて》琴《ごと》

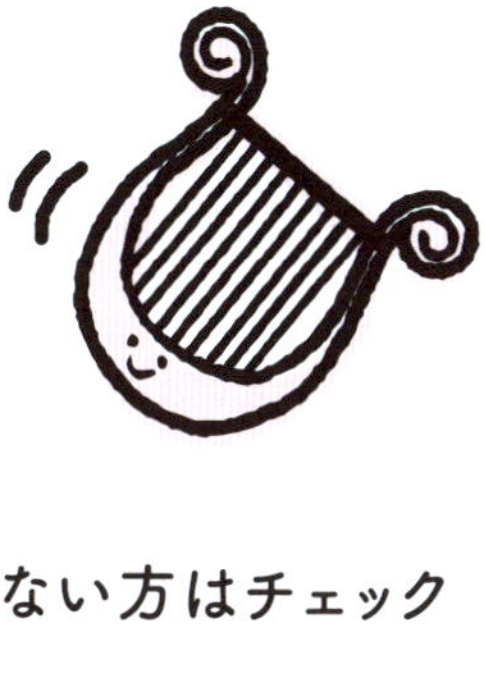

うまく言えない方はチェック

苦手チェック③

カ行

掻《か》くか

掻《か》かないかに

拘《かか》わらず赤《あか》く崩《くず》れる

☑ うまく言えない方はチェック

苦手チェック❹

ラ行

ラダレデ

ロドダラ

デレドロ

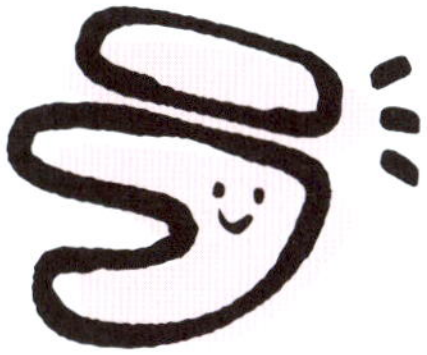

☑ うまく言えない方はチェック

苦手チェック⑤

同じ音が続く

そのバナナは
奈《な》々《な》の
バナナなの

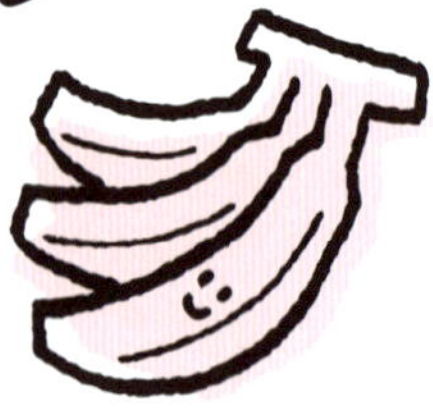

☑ うまく言えない方はチェック

苦手チェック❻

小さい「や、ゆ、よ、つ」が入る

魔《ま》術《じゅつ》師《し》手《しゅ》術《じゅつ》中《ちゅう》

奇《き》術《じゅつ》師《し》施《せ》術《じゅつ》中《ちゅう》

☑ うまく言えない方はチェック

苦手チェック⑦

ひと息で、呼吸が続かない

道《みち》端《ばた》の石《いし》地《じ》蔵《ぞう》

50畳《じょう》の柔《じゅう》道《どう》場《じょう》

お嬢《じょう》さんの理《り》想《そう》像《ぞう》

平《へい》和《わ》の少《しょう》女《じょ》像《ぞう》

☑ うまく言えない方はチェック

第2章

口の
ウォーミング
アップ

「今、なんて?」と聞き返されることが増えていませんか。母音も子音も、かなり発音がいい加減になっていることが原因の一つかも。母音、子音をはっきり発音するための口の体操を伝授します。

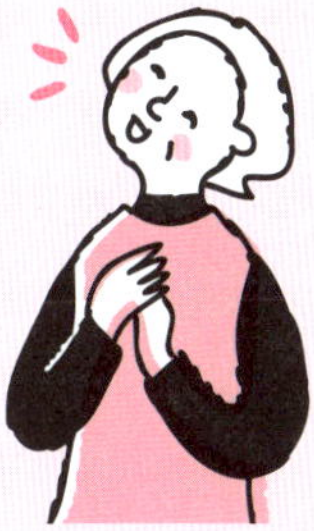

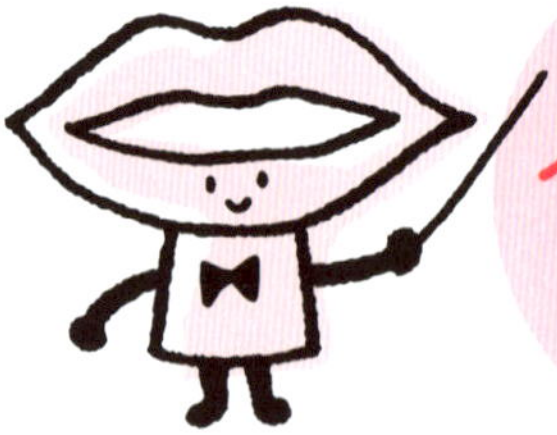

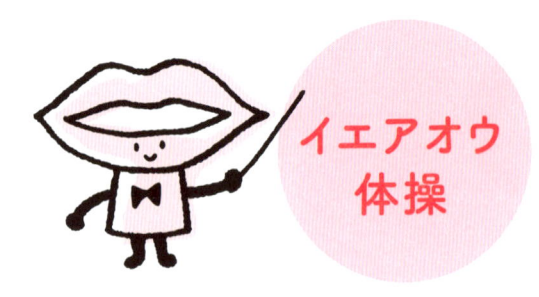

イエアオウ体操

「イエアオウ」「イエアオウ」と最低10回繰り返して言ってください。

- 〈図1〉の調音点の位置を確認しながら言う。
- 調音点とは舌面と口の天井が最も接近する箇所を仮定している。
- 1音1音区切ってはっきりと。

アイウエオを「母音」と言います。日本語の共通語で使われている音は120～130ですが、「ン」を除きすべて「母音」で終わります。母音を磨いておくことが、「早口ことば」を上手にこなすコツのひとつです。

母音の体操をするときは「イエアオウ」の順で言います。５つの音について、次の点に注意しましょう。

「イエアオウ」と言うとき、舌は口の中で〈図１〉のような逆さまの三角形を描くように移動します。このことから「母音の三角形」といいます。

イ

- 唇を横に引き、あごはほとんど開かない。
- のどの奥を開いて口の出口を狭くする。
- 唇を引きすぎると窮屈な音になる。
- 舌の中ほどが口の天井（硬口蓋）から離れすぎると「エ」と紛らわしくなる。

〈図１〉

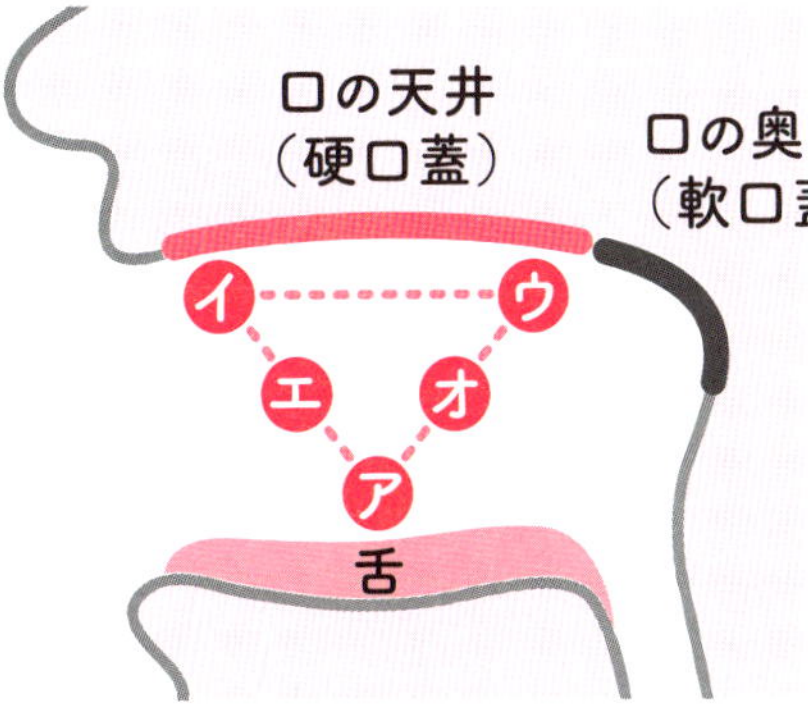

舌で口の天井をなぞっていくと硬いところと奥に軟らかいところがあります。硬いところが硬口蓋、軟らかいところが軟口蓋です。

エ

- 唇を横に引き、あごは〈図1〉のイとアの中間ぐらいに開く。
- 舌は〈図1〉の調音点エ付近へ。

ア

- のどの奥の方から口の出口に向かってラッパのように開いているイメージで。
- 人差し指と中指が入る程度にあごを開き、舌もあごと共にさげる。あごの開き方が足りないと「エ」と紛らわしくなります。

オ

- 上下の歯の間に指1本入る程度にあごを開き、唇をはっきり丸めて、舌の奥の方を「ア」のときより後方に突き上げるように。

ウ

- あごは、ほぼ閉じた状態で、唇は「オ」のときよりさらにすぼめる。
- 舌は奥を高くして口の奥の天井（軟口蓋）に近づける。

パサタ体操

「パ・サ・タ」を一つ一つ区切ってシッカリしたクリアな音で最低10回繰り返して言ってください。
次に「パサタ・ピシチ・プスツ・ペセテ・ポソト」と最低５回繰り返して言ってください。

母音以外はすべて子音。アルファベットの小文字で表記し、ことばを形作るのに不可欠です。

- パ（p）行は、上下の唇の破裂が大事。唇をよく感じて。
- サ（s）行は、上の歯と舌の前の部分の隙間を息が抜けていく音をしっかり出す。
- タ（t）行は、舌先が上歯茎から弾けるように離れて息が出ていく破裂の音です。破裂を感じて。

〈図2〉

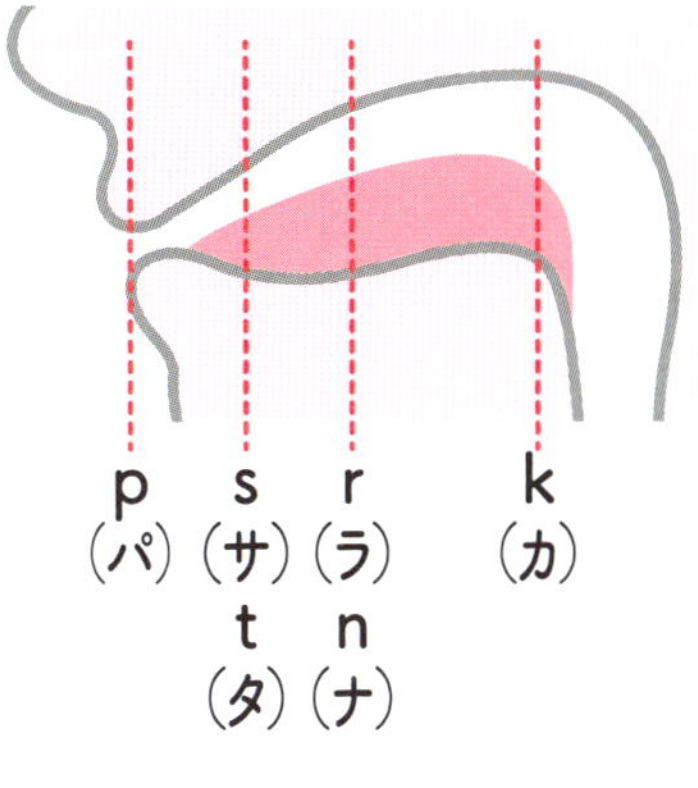

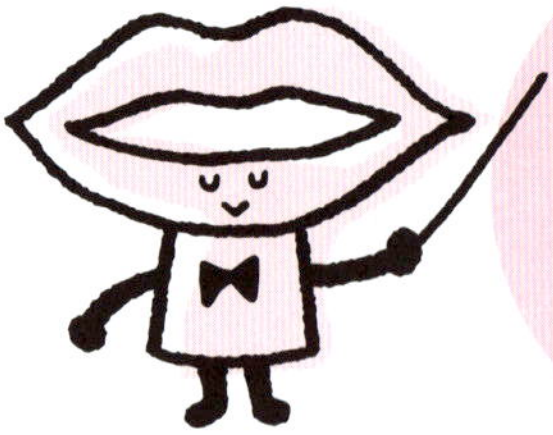

カラナ体操

「カ・ラ・ナ」を一つ一つ区切って
シッカリしたクリアな音で
最低10回繰り返して言ってください。
次に「カラナ・キリニ・クルヌ・ケレネ・コロノ」と
最低5回繰り返して言ってください。

- カ（k）行は、舌の奥と口の奥の天井（軟口蓋）でシッカリ息を止めてから。
- ラ（r）行は、舌が主役。舌をおおいに活躍させよう。
- ナ（n）行は、息が鼻を抜けていきます。鼻をつまんでは言えませんよ。マ行もそうです。3つの行とも口の奥の方で音を作っていますね。

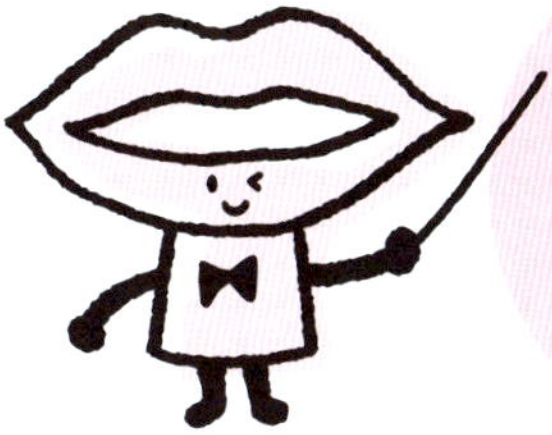

パサタカラナ体操

**「パ・サ・タ・カ・ラ・ナ」を一つ一つ区切って
シッカリしたクリアな音で
最低10回繰り返して言ってください。
次に「パサタカラナ・ピシチキリニ・プスツクルヌ・
ペセテケレネ・ポソトコロノ」と
5回繰り返して言ってください。**

パサタ体操もカラナ体操も、慣れると退屈してきて、他のことを考えていても勝手に口が動いて「パサタカラナ」とやってしまいます。

両方を繋いで少し面倒にしてみましたので、集中を切らさず、音を一つ一つ触るイメージで繰り返し言ってください。

本書の使い方

早口ことば

- 初めはゆっくり、はっきりと。
- 慣れてきたら、焦らず次第にスピードをあげて。
- 音と音がくっつかないように、輪郭のハッキリした音で読むように。
- 自分が発した音や言葉をよく聞き、意味を確かめながらやること。他人の話も自分の話もよく聞くように。

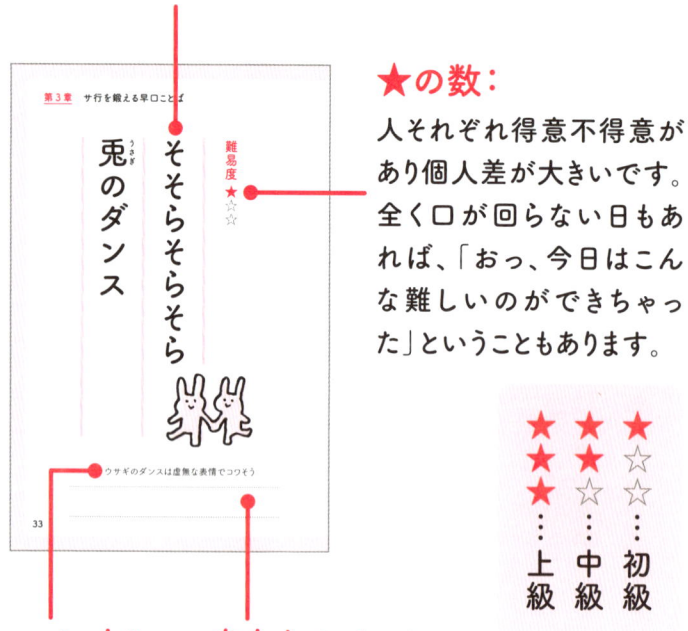

★の数：

人それぞれ得意不得意があり個人差が大きいです。全く口が回らない日もあれば、「おっ、今日はこんな難しいのができちゃった」ということもあります。

★★★…上級
★★☆…中級
★☆☆…初級

コメント：

深い意味はありません。

あなたのメモ：

やった日時や出来不出来を記録してもよし。

第3章

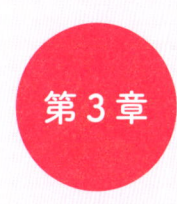

サ行を鍛える早口ことば

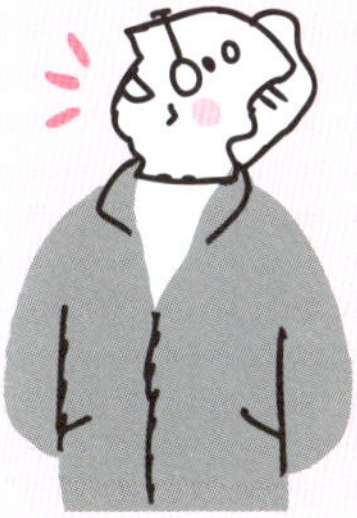

サ行を鍛える

サ行は上の歯茎と舌の間の狭い隙間を、息が鋭く抜けていくときに出る音です。

- 適度な隙間をつくるのがポイント。隙間が広すぎると「s」の音がつくりにくくなります。
- 息が弱いと、しっかりした音がつくれません。「サセソ」が「タテト」や「シャシェショ」に近い音になってしまいます。強い息で。

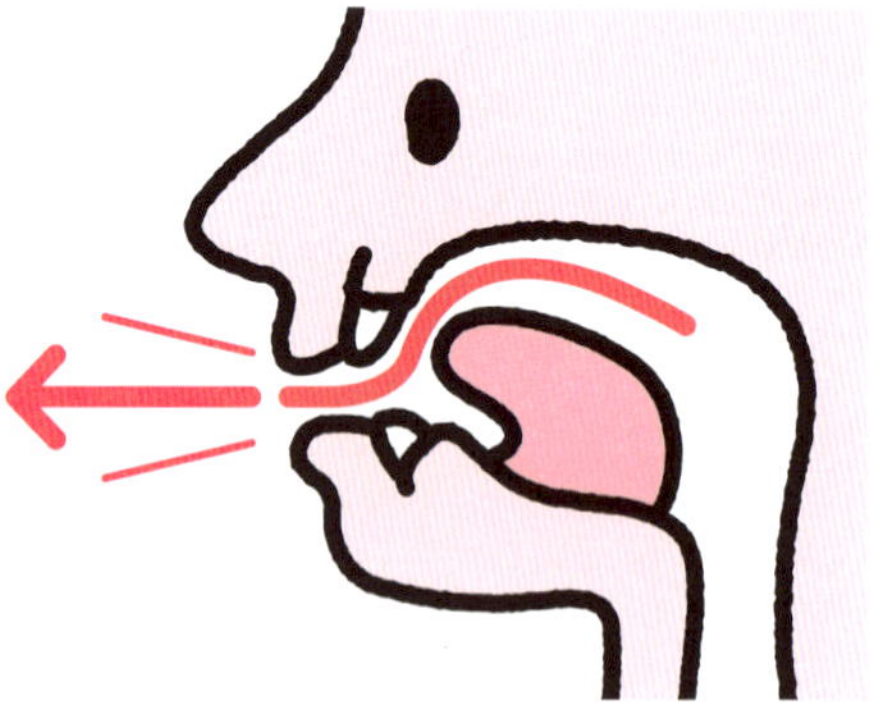

それでは、やってみましょう！

難易度 ★☆☆

そそらそらそら
兎《うさぎ》のダンス

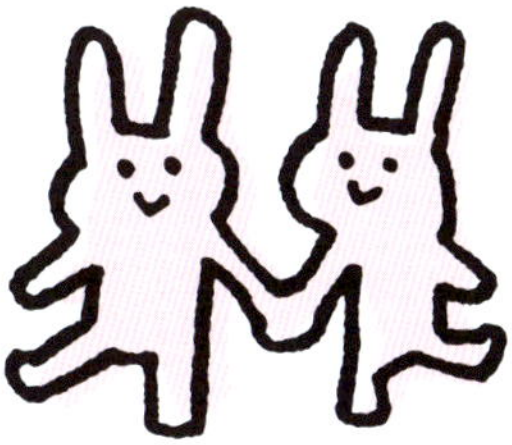

ウサギのダンスは虚無な表情でコワそう

難易度★☆☆

猿《さる》すべるサルスベリ
猿《さる》すべらぬ滑《すべ》り台《だい》

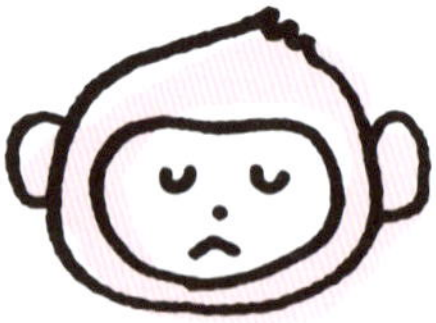

猿のお尻が赤いのは滑り台にハマった説

難易度★☆☆

早《さっ》速《そく》
選《せん》挙《きょ》用《よう》ポスターを
貼《は》ったら逆《さか》さだった

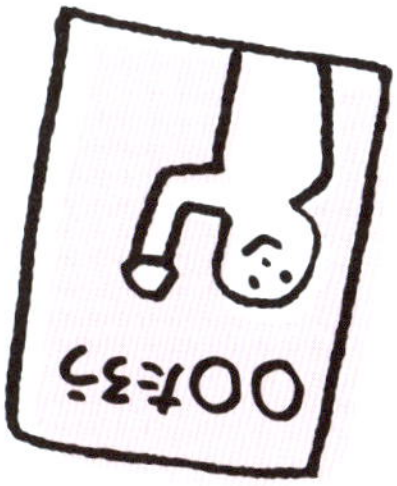

逆に目立つかも

難易度★☆☆

すこぶる住《す》み心《ごこ》地《ち》の良《よ》い高《こう》級《きゅう》二《に》世《せ》帯《たい》住《じゅう》宅《たく》

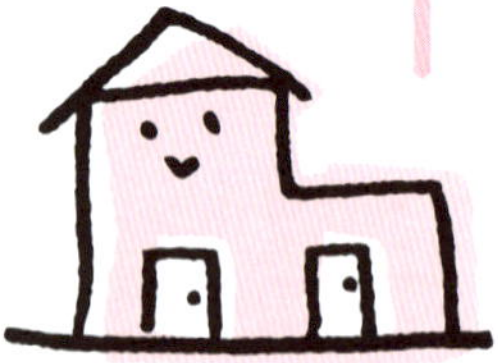

これなら嫁姑問題も皆無ですね

難易度★★☆

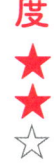

しちしちしじゅうく

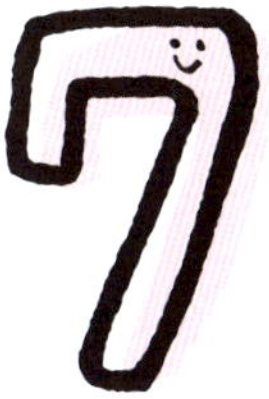

7は鬼門。「しち」と読んでも「なな」と読んでも厄介

難易度★★☆

最《さい》優《ゆう》秀《しゅう》伴《ばん》奏《そう》者《しゃ》賞《しょう》を受《じゅ》賞《しょう》した小《しょう》学《がく》生《せい》

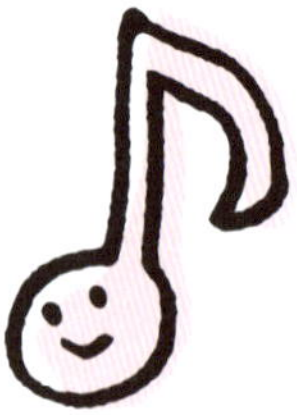

音楽的神童の誕生です

難易度 ★★☆

進《しん》化《か》し続《つづ》ける猿《さる》も

進《しん》退《たい》きわまりましたとさ

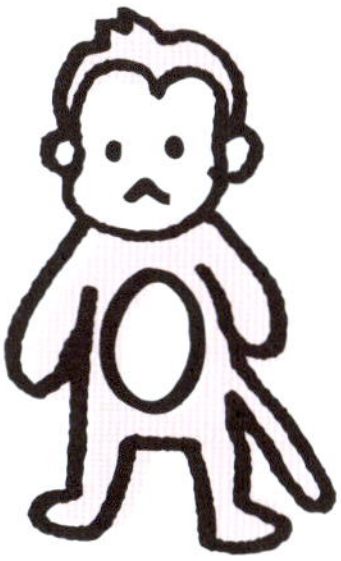

それが、いまの人類なのかも

難易度★★★

獅《し》子《し》死《し》す

獅《し》子《し》刺《さ》され死《し》す

獅《し》子《し》さそりに刺《さ》され死《し》す

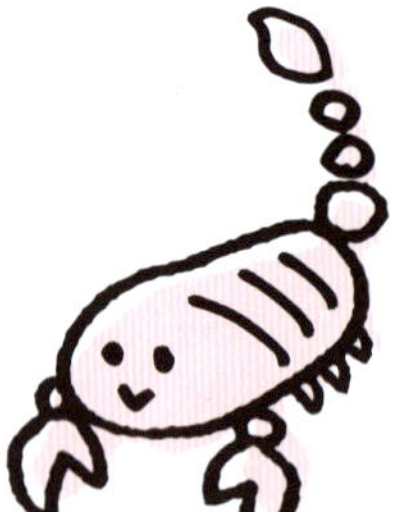

獅子は死なんと思ってた

難易度★★★

そそくさと
用《よう》を済《す》ませたら
線路《せんろ》に沿《そ》って帰《かえ》ります

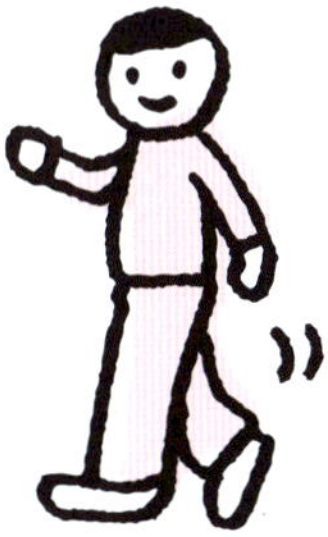

どういう用か気になります

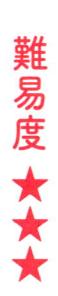

難易度★★★

産《さん》科《か》の先生《せんせい》
三《さん》者《しゃ》三《さん》様《よう》の診《しん》断《だん》に
産《さん》婦《ぷ》が困《こん》惑《わく》

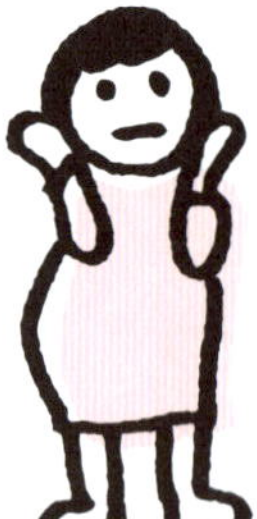

高齢者には「整形外科アルアル」

難易度 ★★★

先《せん》週《しゅう》の選《せん》手《しゅ》数《すう》と
先《せん》々《せん》週《しゅう》の選《せん》手《しゅ》数《すう》

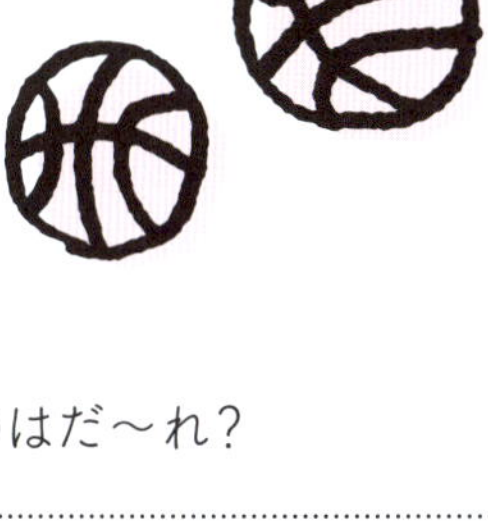

サボったのはだ〜れ?

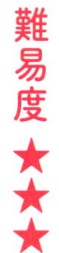

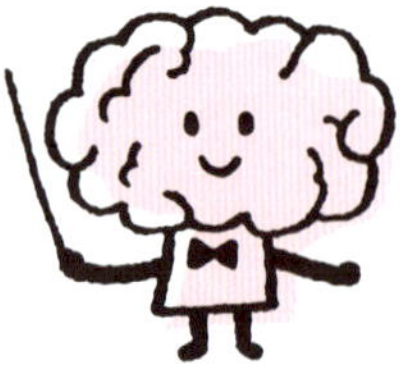

早口ことばコラム❶

福山 秀直

繰り返し練習の成果

早口ことばが言えるように何度も何度も練習し続けると、脳の血流はしだいに下がっていき、脳をそれほど使わなくても、突っかからずに早口ことばが言えるようになります。つまり、脳をフル活動させなければならない段階をクリアしたことを意味しています。そこまで上達すると何が起きるか？ 早口ことばはもちろんのこと、通常の言葉の発語までよくなり、それどころか、物忘れの改善にも役立ち、忘れても思い出しやすくなる可能性もあります。

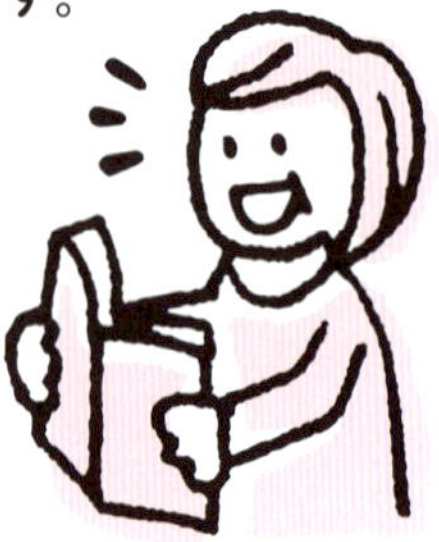

第4章

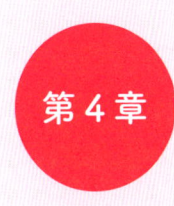

タ行を鍛える早口ことば

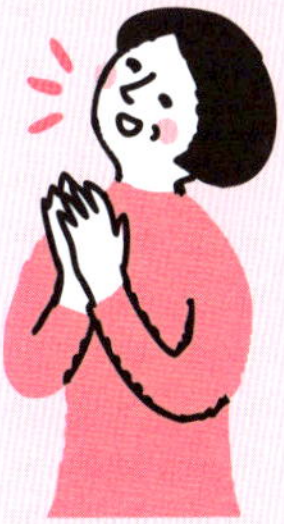

タ行を鍛える

「タ・テ・ト」は上の歯茎に舌先を押し付け、息で破裂させるように勢いよく口を開くときに出す音です。

- 「タ！」「テ！」「ト！」と鋭く音を出すつもりで。
- 「チ・ツ」は歯茎より少し奥、口の中の天井（硬口蓋）に舌の中ほどを当て、離す際に、「チ」「ツ」と発音します。

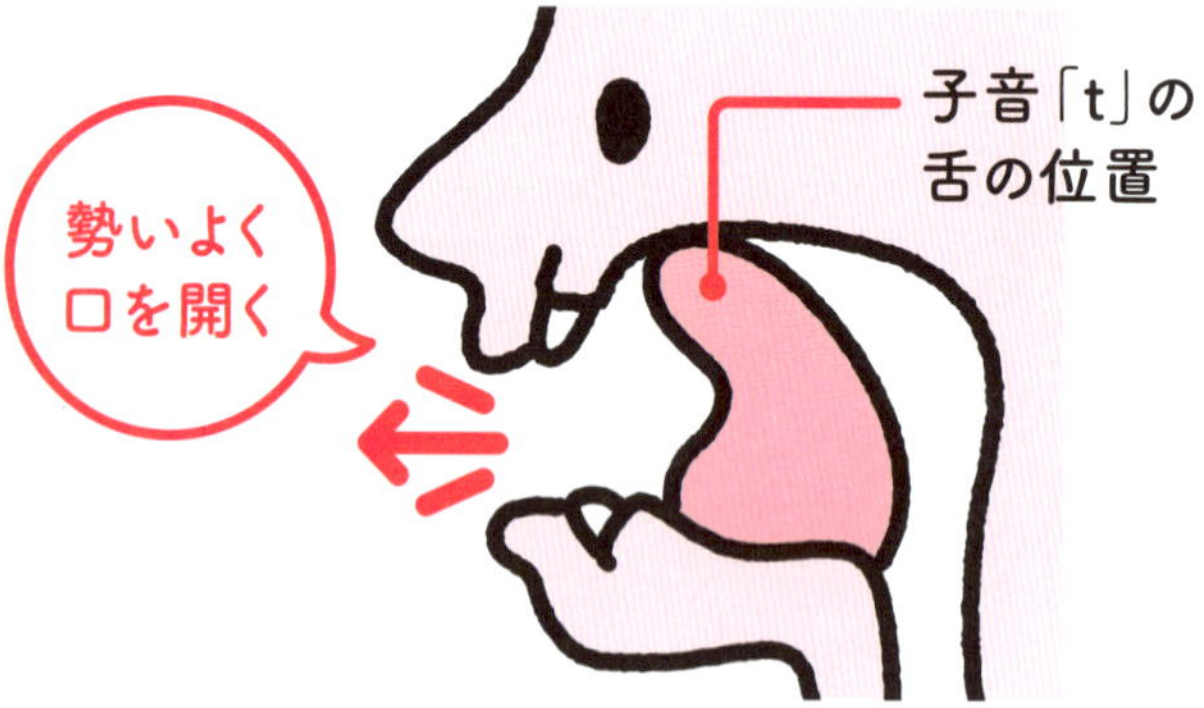

それでは、やってみましょう！

難易度★☆☆

たびたび蜂《はち》たちの
大《たい》群《ぐん》が飛《と》び立《た》った

今日は黒い服なので危険すぎる

難易度★☆☆

父《ちち》の乳《ちち》は乳《ちち》出《で》ない乳《ちち》

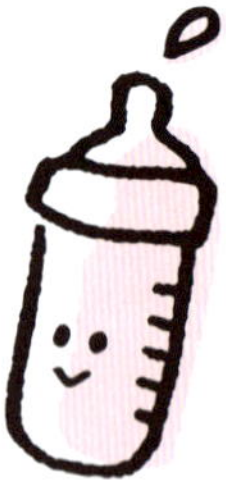

どんなイクメンでもそれは無理

難易度★☆☆

とてとてたったと

玩具《おもちゃ》のラッパ

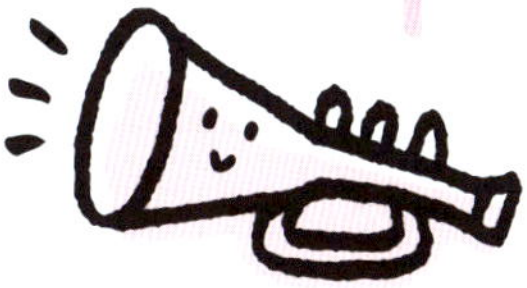

突撃するかも

難易度★☆☆

堤《つつみ》の月《つき》を見《み》つつ待《ま》つ

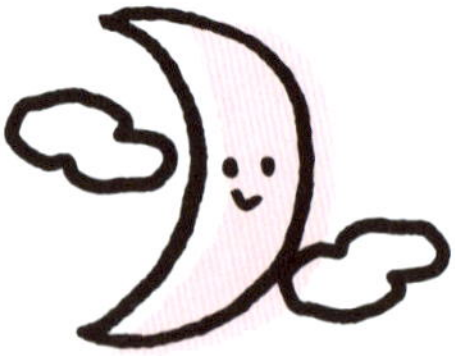

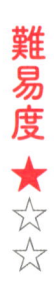

だれを待ってるんだろう? 気になる

難易度★★☆

亭《てい》主《しゅ》の立《た》ち位《い》置《ち》
妻《つま》の立《た》ち位《い》置《ち》
持《も》ちつ持《も》たれつ

長持ちの秘訣

難易度★★☆

「茹《ゆ》でたての
トウモロコシは
いかがですかぁ」

北海道で食べたトウモロコシおいしかったな

難易度★★☆

戦《たたか》いの真《ま》っ只《ただ》中《なか》
とっとと帰《き》宅《たく》

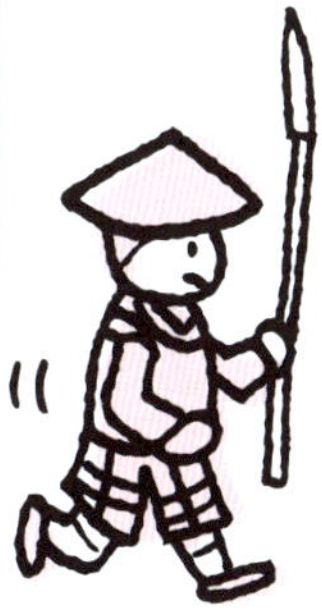

足軽にだって予定はあるのよ

難易度★★☆

途《と》轍《てつ》もなく
立《た》て付《つ》けの悪《わる》い戸《と》

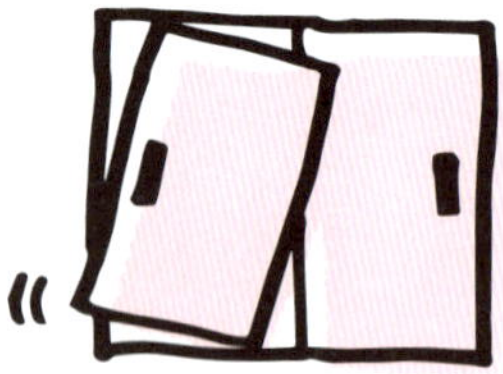

毎日、毎日、ストレスたまる～

難易度 ★★★

手《て》と口《くち》とで
畳《たた》みかける

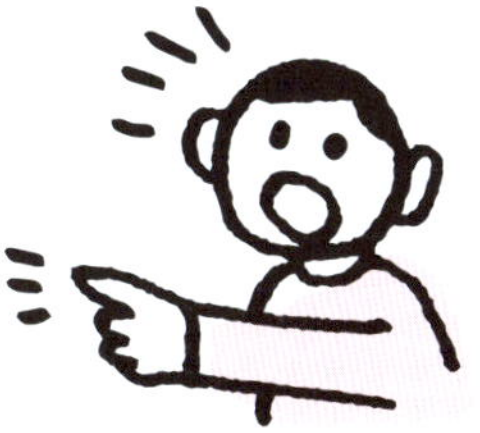

どうやって？ こうやって？

難易度★★★

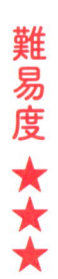

万《ばん》能《のう》肩《かた》たたき機《き》ってどんなもの

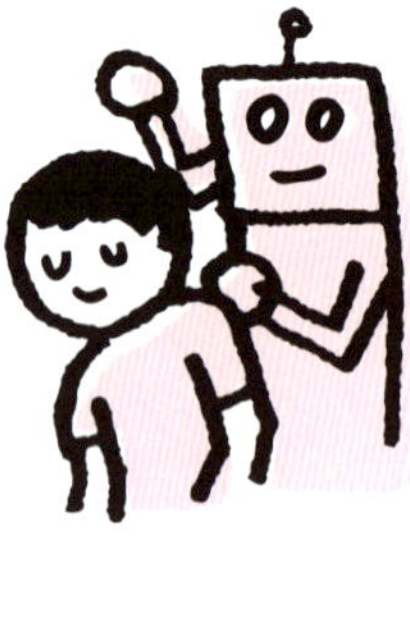

リストラの達人ではありません

難易度★★★

トドなどと共《とも》に
徒《と》党《とう》を組《く》むのは
難《むずか》しい

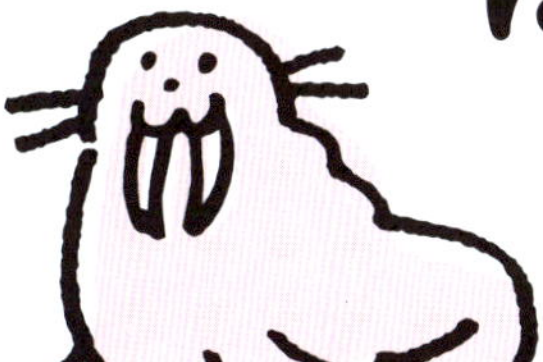

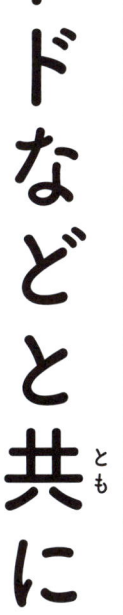

とどのつまり、そりゃそうだ

難易度★★★

あの棚《たな》田《だ》は見《み》事《ごと》な棚《たな》田《だ》だななどと言《い》う

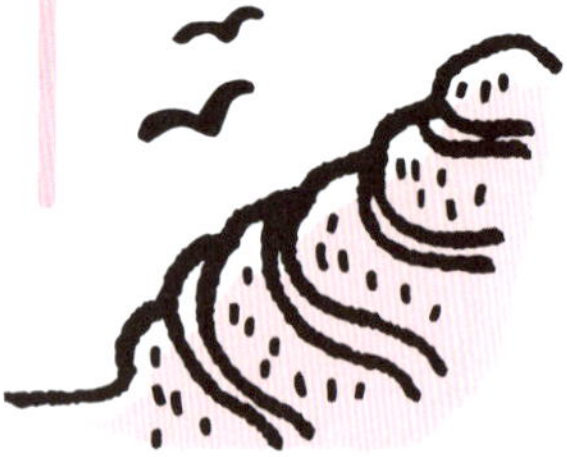

ほめてるんだからいいじゃない

第5章

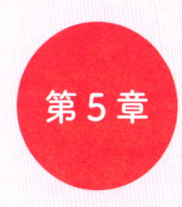

カ行を鍛える早口ことば

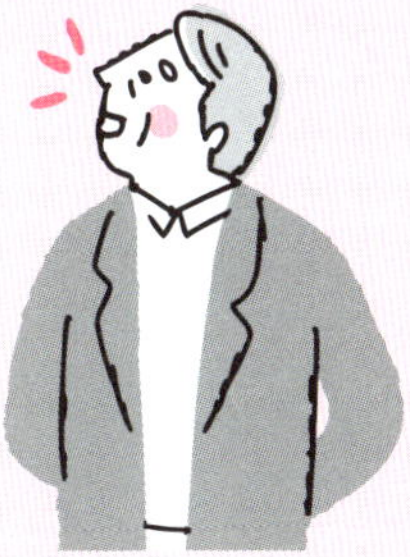

カ行を鍛える

カ行の子音「k」は、舌の奥を口の天井にくっつけて息をとめ、吐く息で舌の奥を開いて出す音です。これに母音の「i・e・a・o・u」をくっつけて「キ・ケ・カ・コ・ク」と発音します。

- 下のイラストのように、口の中のどの位置で「k」を発音するか確認しながら、「キ・ケ・カ・コ・ク」と、一音一音ていねいに。
- 明瞭に発音するコツは、「息をケチらない」。息をケチると音がくぐもって、伝わりにくくなります。

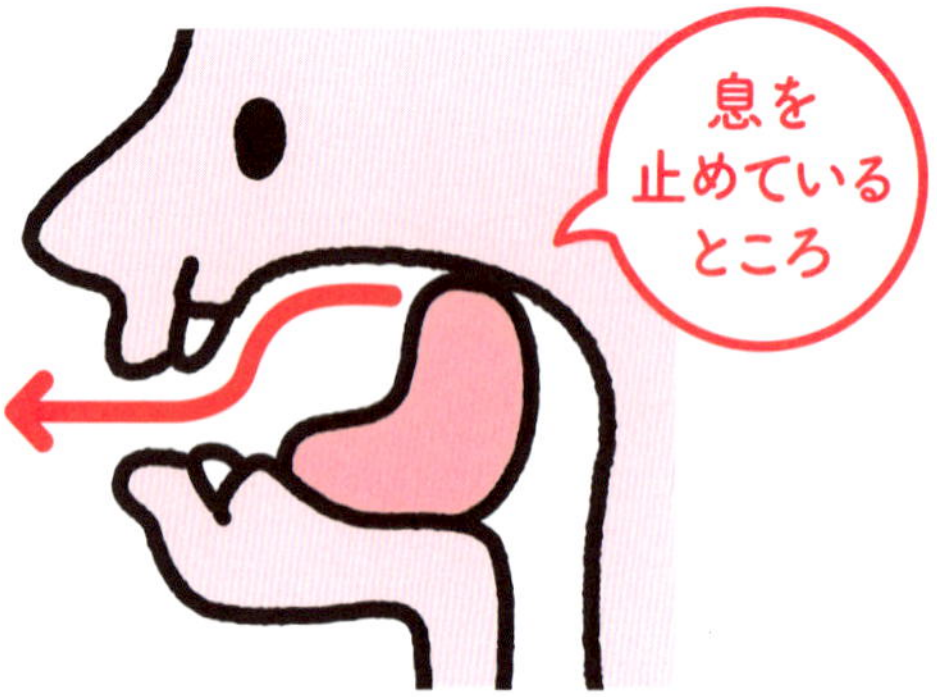

それでは、やってみましょう！

難易度★☆☆

夏《か》季《き》休《きゅう》暇《か》に
各《かく》校《こう》で句《く》会《かい》を計《けい》画《かく》

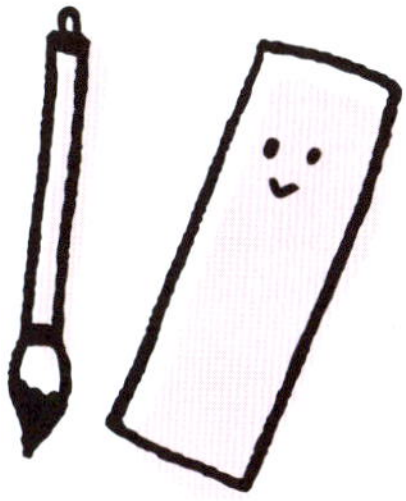

早口ことばもいいけど俳句もいいよね

難易度★☆☆

隠《かく》し事《ごと》と書《か》く仕《し》事《ごと》と掻《か》く仕《し》事《ごと》と各《かく》仕《し》事《ごと》

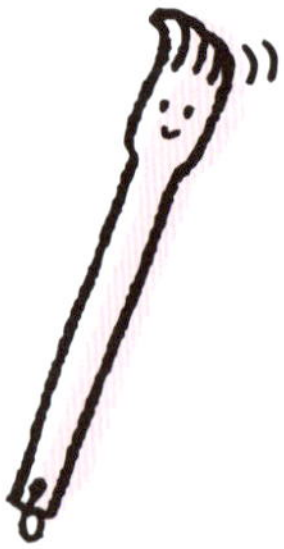

かく仕事って、こんなにあったのか

難易度★☆☆

カラカラに干《ひ》からびた
カラスミが
コロコロ転《ころ》がり出《で》た

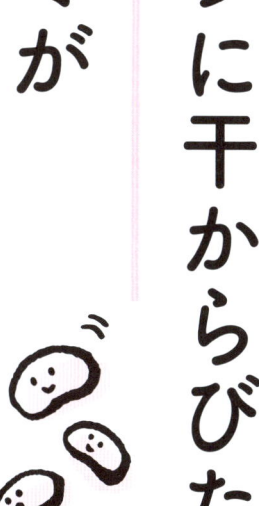

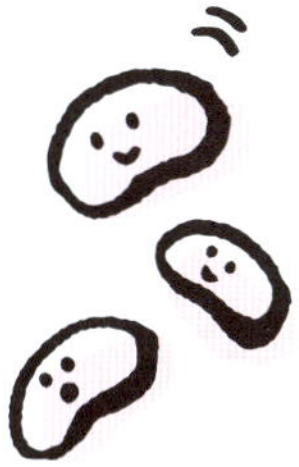

一瞬、豆かと思った

難易度 ★☆☆

牡《か》蠣《き》加《か》工《こう》会《かい》社《しゃ》社《しゃ》員《いん》
九《く》人《にん》が缶《かん》詰《づめ》の
価《か》格《かく》について会《かい》議《ぎ》中《ちゅう》

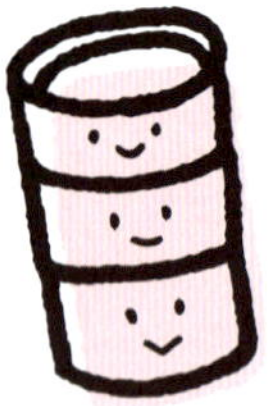

広島県の話？ 宮城県の話？

難易度 ★★☆

公《こう》海《かい》を航《こう》行《こう》中《ちゅう》の貨《か》客《きゃく》船《せん》の旅《りょ》客《かく》

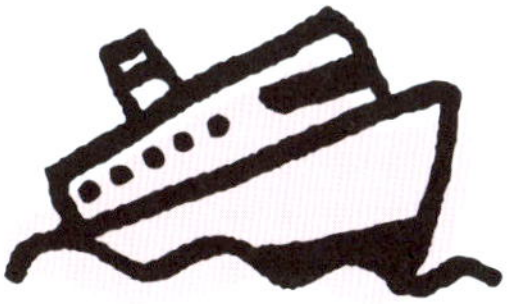

早口ことばというよりも、アクセントの問題？

難易度★★☆

記《き》述《じゅつ》通《どお》り
期《き》日《じつ》までに基《き》準《じゅん》値《ち》を
記《き》述《じゅつ》欄《らん》に記《き》載《さい》

めんどくさーい！

難易度★★☆

九《きゅう》州《しゅう》空《くう》港《こう》の高《こう》価《か》な
究《きゅう》極《きょく》高《こう》級《きゅう》航《こう》空《くう》機《き》

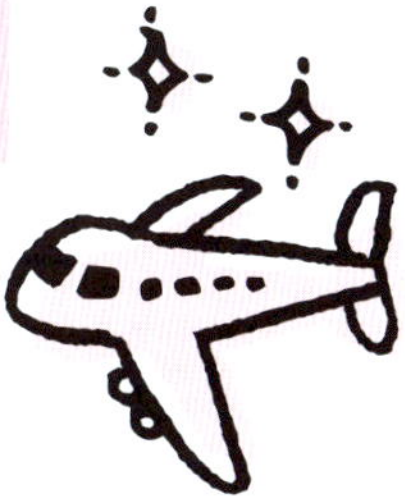

月まで行けるらしい？

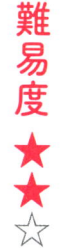

難易度★★★

この方《かた》
なかなかカタカナ
書《か》けなかった方《かた》

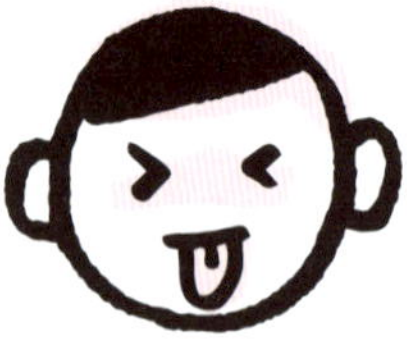

でも漢字だったらなんでも書ける方なんです

難易度★★★

紙《かみ》に書《か》くか
木《き》に書《か》くか
それが問題《もんだい》だ

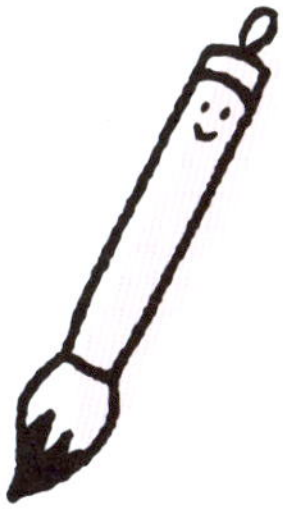

ハムレットに聞いてごらん

難易度 ★★★

海《かい》上《じょう》自《じ》衛《えい》隊《たい》の艦《かん》艇《てい》

海《かい》賊《ぞく》対《たい》処《しょ》活《かつ》動《どう》中《ちゅう》

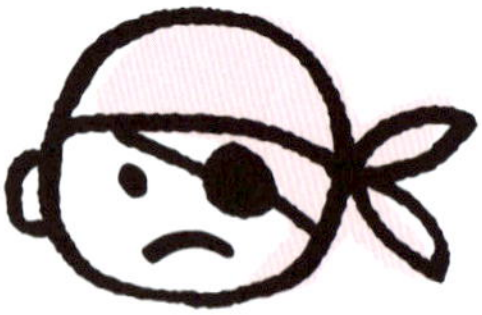

今でもいるらしい

難易度★★★

濃《こ》く書《か》くか
薄《うす》く書《か》くかは
各《かく》人《じん》の勝《かっ》手《て》

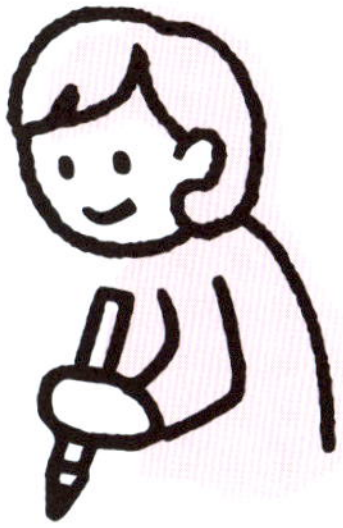

薄すぎて読めないのは困りますけどね

脳が一度習得すると次は頑張らなくてもできるようになる

福山 秀直

脳は「慣れる」

「ＭＲＩ」（磁気共鳴画像）と名付けられた医療機器をご存知ですか。非常に強い磁石と電磁波を利用し、脳をはじめとする人体のあらゆる部位の縦・横・斜めの画

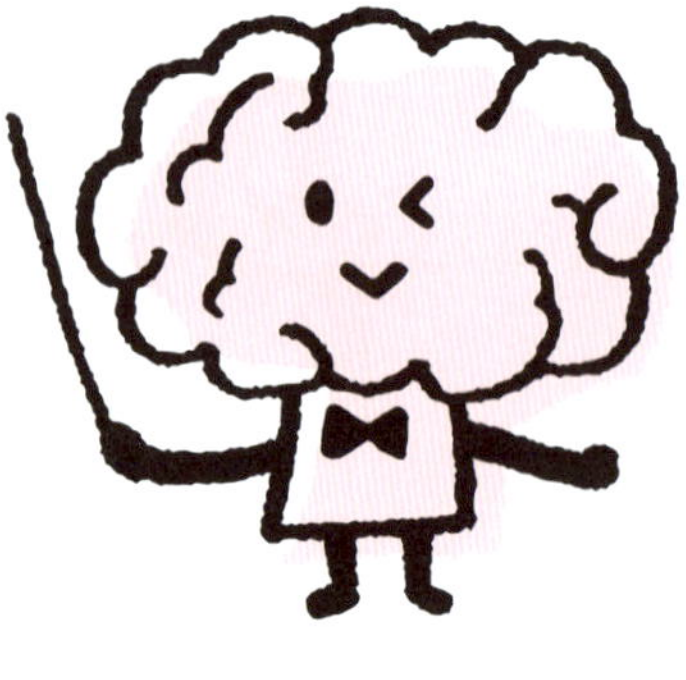

像を表示することができます。皆さんもＭＲＩによる検査を一度くらいは体験したことがあるのではないでしょうか。

21世紀に入って以降、ＭＲＩを用いた脳の機能の研究が活発に行われるようになりました。ＭＲＩという画期的な機器の登場によって、運動、感覚、視覚、判断、記憶など、脳の機能の研究が一気に進みました。そして、それまでには想像すらしていなかった面白い新発見も出てきました。

その一つが、人が難しいことをする時、関連する脳部位の血流は増加するものの、脳が慣れる（習得する）につれて、脳血流の増加が少なくなることがわかったのです。

練習するとコスパは良くなるが……

次のページの図は、速読の練習をした被験者（Ａ）と、速読の練習をしたことのない被験者（B）の脳の反応を比べたものです。違いが際立つのは、血流の増加具合です。専門的に言うと、「ものを見る」役割を担っている「視覚野」（後頭部にある）のあたりから、「言葉を聞く」役割を担っている「ウェルニッケ野」（耳の近くにある）にかけての血流の増加具合です。速読を練習した人の脳血流の増加量のほうが明らかに少ないことがわかります。「脳が働かなくなる」わけではありま

〈図〉速読の練習をした人としない人の脳の反応

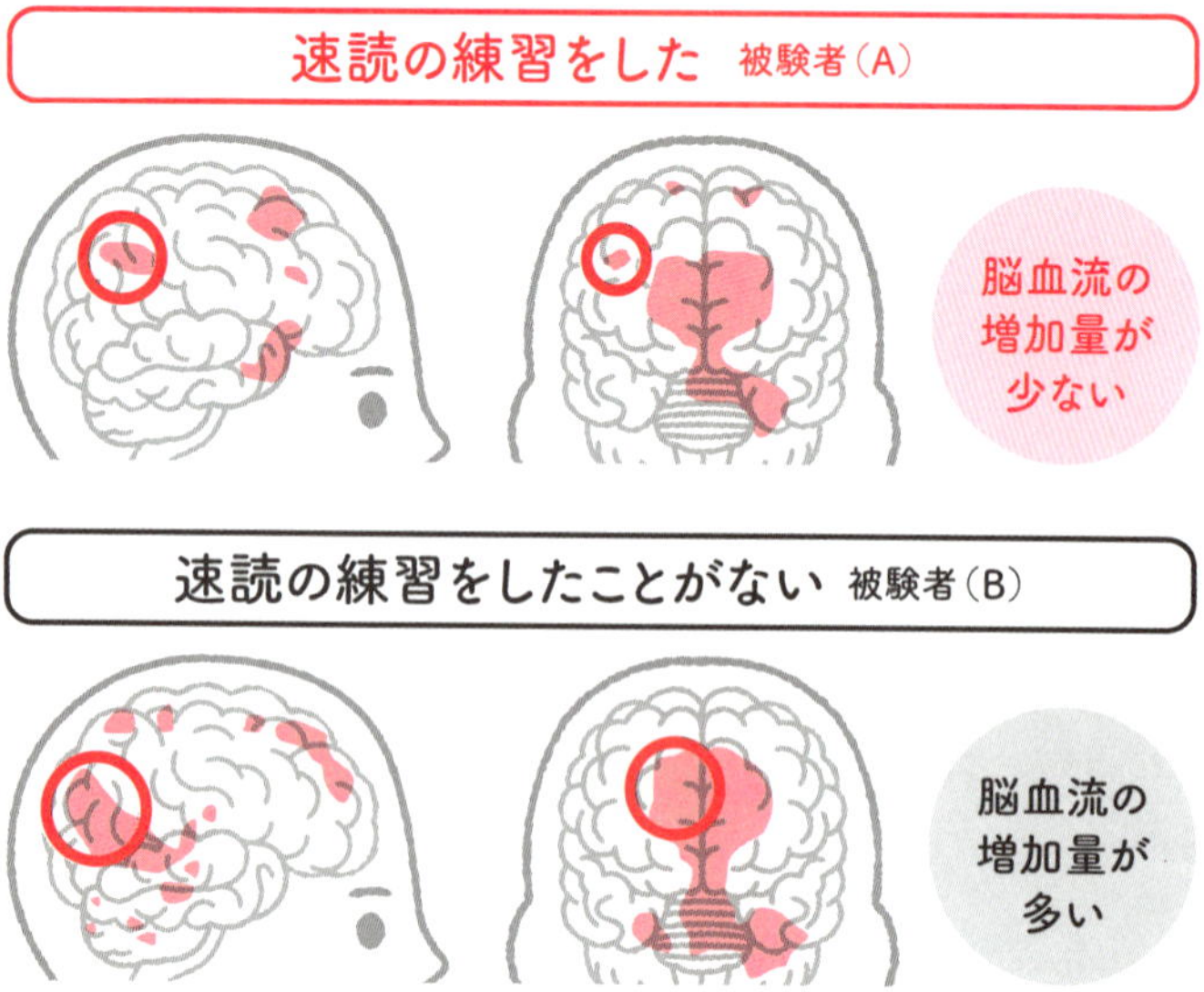

せん。練習前より少ないエネルギーで脳が働くようにシフトするのです。

早口ことばの場合はどうでしょう。ＭＲＩの中で発語すると顎が動き、ひいては脳が動いてしまうため、発声した場合の脳の反応の研究はまだ行われていないようです。ただ、黙読による速読の実験からだいたいの予測はつきます。

速読と同様に、早口ことばをトレーニングした人は、脳が発語に慣れるにつれ、脳の血流はやはり下がっていくと思われます。言い換えるとこういうことです。つまり、「脳をそれほど使わなくても、突っかからずに早口ことばが言えるようになる」というわけです。

「早口ことばが上手になっても、脳を鍛えることにならないの？」と、がっかりされそうですが、そうではありません。脳をフル活動させなければならない段階をクリアしたということです。その結果、早口ことばはもちろんのこと、通常の言葉の発語までよくなる可能性もあるのです。

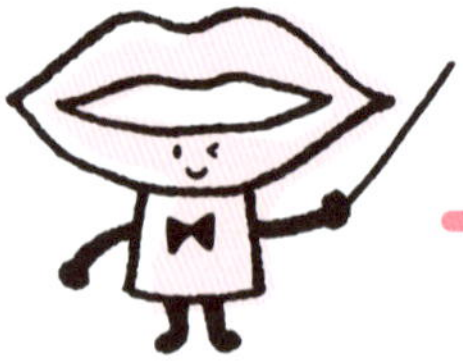

早口ことばコラム❷

佐藤 正文

母音の三角形

25ページの〈図1〉で示した母音の三角形は、筆者が学生時代に教わったものです。これを最初に唱えたのはドイツの医者ヘルバークで18世紀末だそうです（『こえとことばの科学』林 義雄 著）。ドイツ語の発音「ウ」は口の奥で発声しますが、現在の日本語の「ウ」はこれにそぐわないようなので、「ウ」の位置をかえて指導しています。

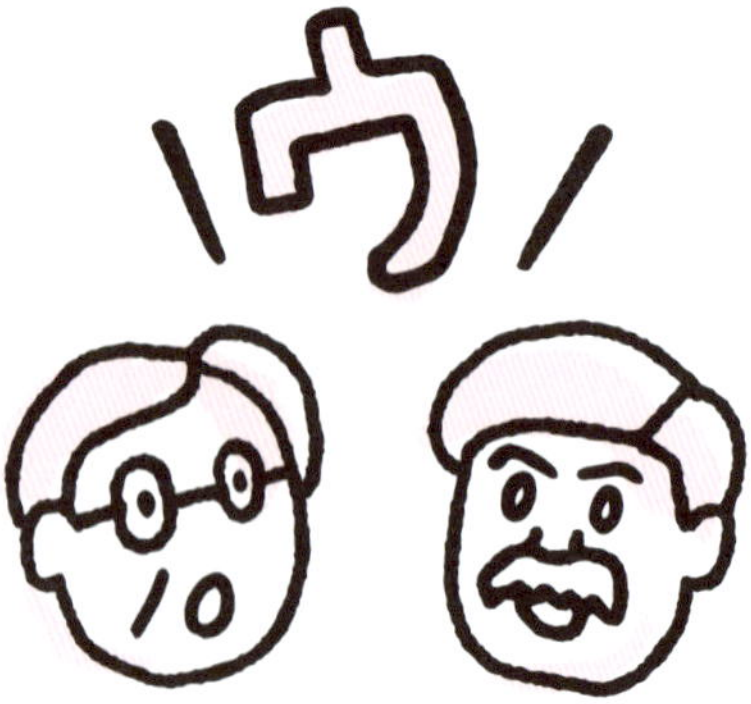

第6章

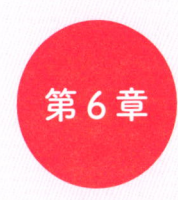

ラ行を鍛える早口ことば

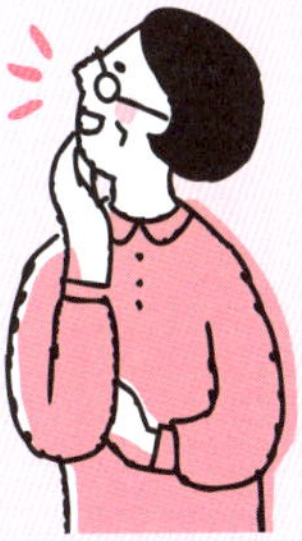

ラ行を鍛える

反り返った舌の先が、口の中の天井付近から、吐く息とともに前へ出て、上歯茎に当たり弾かれる。その時に出る音です。ラ行とダ行の違いがはっきりしない人がいますが、これは「r」と「d」は舌の先が上歯茎につく所が同じだからです。

- 「r」の時の舌先の弾かれ方が弱いと「d」に近い音になる。
- 自分が発するラ行とダ行をよく聞いて、違いがよりはっきりするように発音する。

ラ行は「舌」が主役。鍛えれば素早く滑らかに動くようになります。

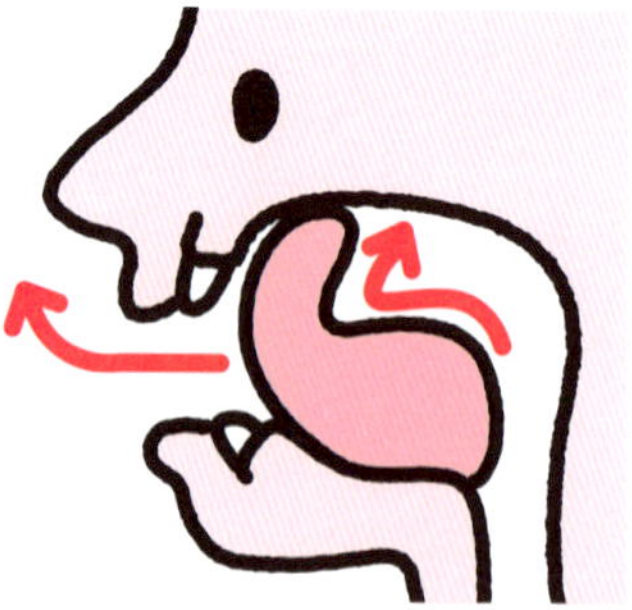

それでは、やってみましょう！

難易度★☆☆

あれはロバ？

これはラバ？

この人は叔《お》母《ば》

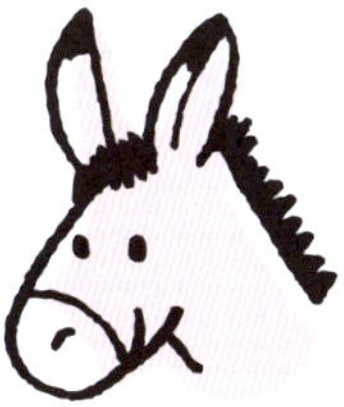

叔父はどこ?

難易度★☆☆

裏《うら》から
降《お》りられるから
早《はや》く降《お》りろ

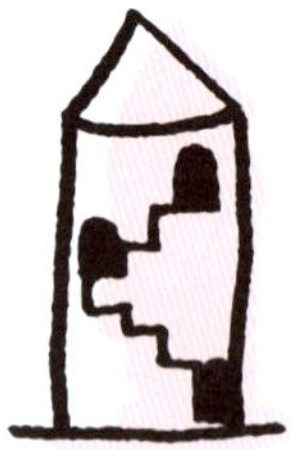

梯子がないのになあ

難易度★☆☆

ロボット掃《そう》除《じ》機《き》
くるくる廻《まわ》る
留《る》守《す》中《ちゅう》にお掃《そう》除《じ》よ

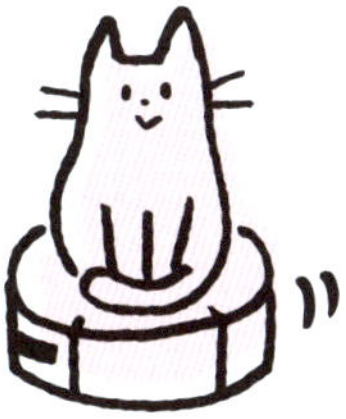

ついでに夕飯もつくってくれない？

難易度★☆☆

ながらスマホのノロノロ歩《ある》き

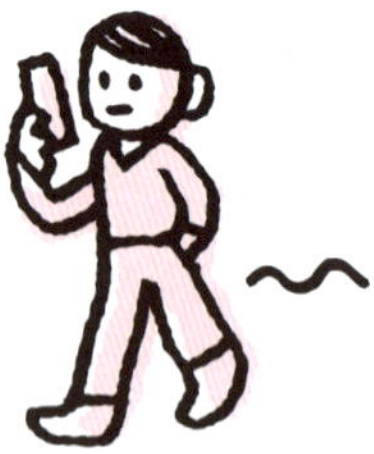

アブナイですよね。ジャマだし

難易度★☆☆

伊《い》勢《せ》原《はら》から原《はら》宿《じゅく》まで
母《はは》とハラハラし通《とお》し

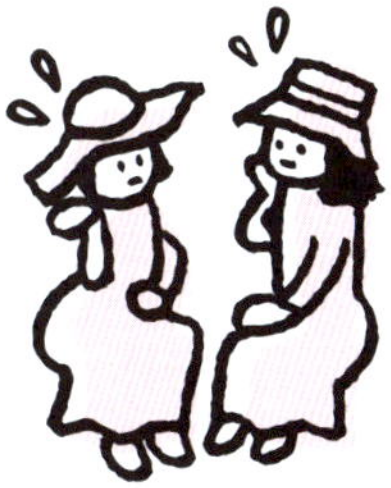

何があったの？

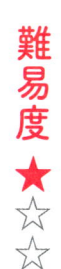

難易度★★☆

ウチと隣《とな》りは隣《とな》り同《どう》士《し》
隣《とな》りと隣《とな》りも隣《とな》り同《どう》士《し》

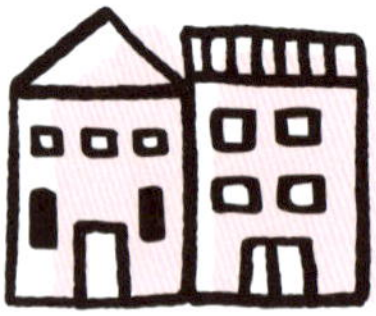

えっ、どっちの隣り?

難易度 ★★☆

敷《し》かれるレール

巻《ま》き取《と》るリール

守《まも》られるルール

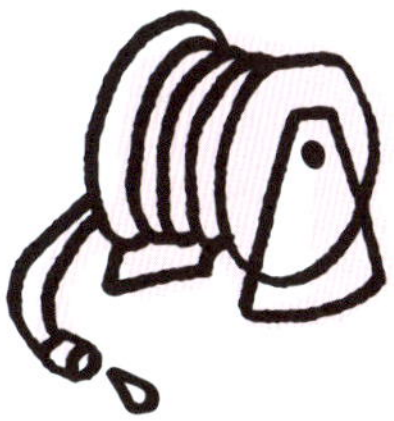

踊りながら言ってみよう!

難易度★★☆

空《そら》色《いろ》、薔《ば》薇《ら》色《いろ》、

いろいろな色《いろ》

無色って、なに色かしら

難易度★★★

あらあら
あちら側《がわ》とこちら側《がわ》は
違《ちが》いますわよ

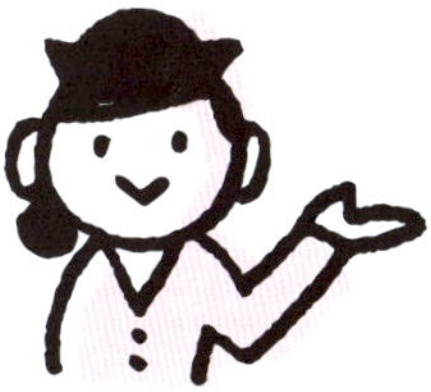

「わよ」ことば、昭和初期は下品なことばでしたわよ

難易度 ★★★

弓《ゆみ》やら矢《や》やら
矢《や》鱈《たら》にあります

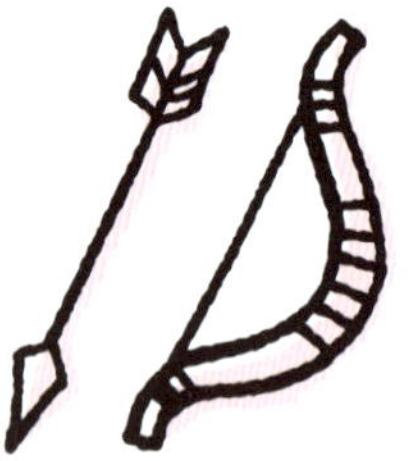

整理して鍵かけといて

難易度★★★

本《ほん》物《もの》のエメラルドと
偽《にせ》物《もの》のエメラルド
どっちがどっち

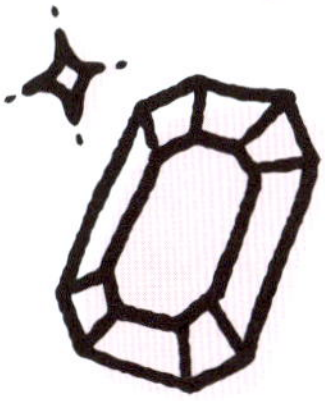

輝きはいい勝負！どっちもおすすめですよ

難易度★★★

楽《らく》なんだから
要《よう》領《りょう》よく
「楽《らく》々《らく》良《りょう》品《ひん》」使《つか》ってね

自分、不器用なんで……

第7章

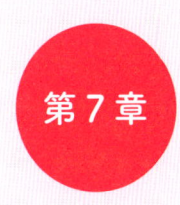

同じ音が続くときの練習

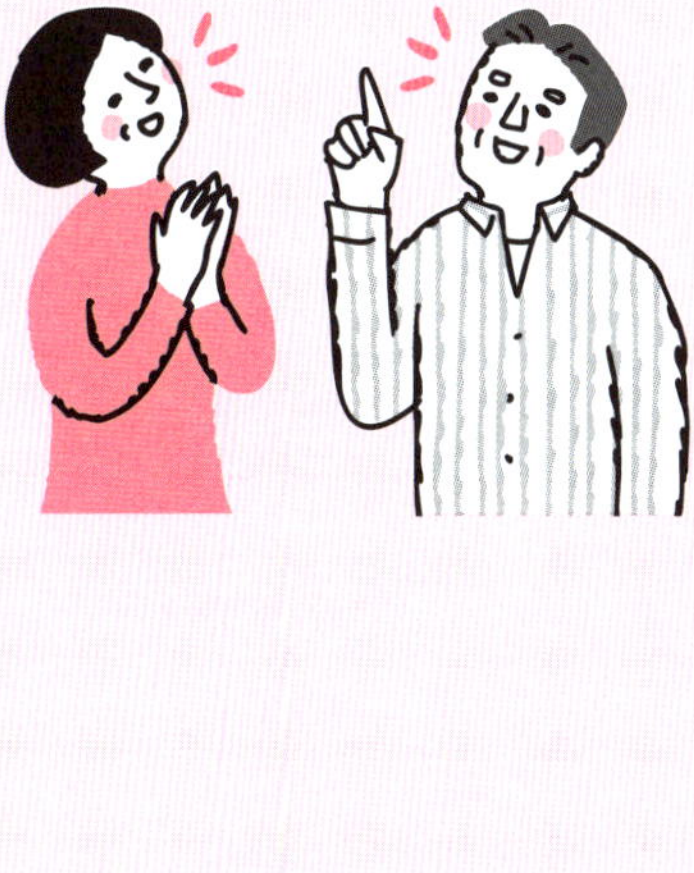

同じ音が続くときは

同じ音がいくつも続いている場合、音同士がくっついて言葉がはっきりしなくなることがあります。例えば「777番」は、「ナナナナナナ番」でなければいけないのだけれど、「ナアナアナア番」になるなど。

● 一音一音はっきり発音します。

一音一音確かめながら読むことを、私は「音を触る」と表現します。まるでものを手で触るように、音を確かめながら読むのです。

● 同じ音が続く時は、音に触りながら読むのが効果的。
● 「ママも」と言うとき「マアも」とならないように、「m」を意識して「ma ma mo」と言う。

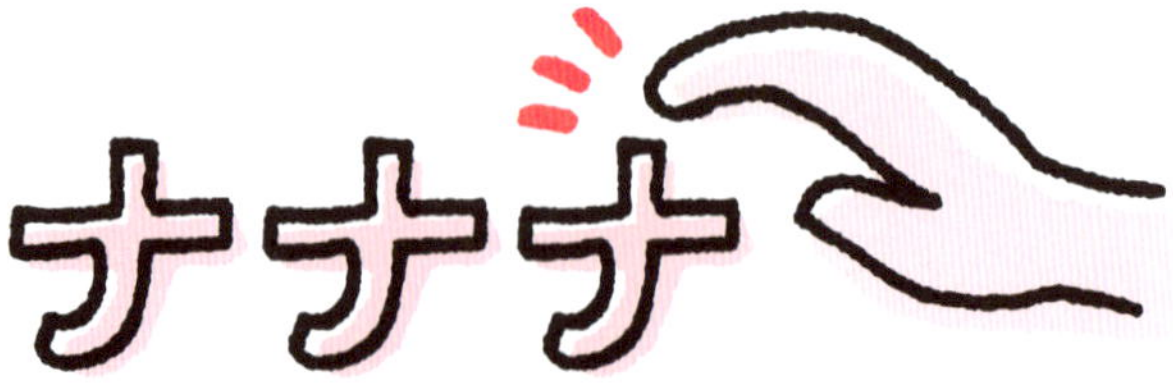

それでは、やってみましょう！

難易度★☆☆

豆《まめ》めし豆《まめ》もち

豆《まめ》もやし

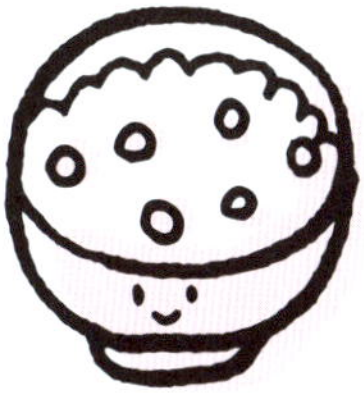

今、食べたいのは豆もち

難易度★☆☆

ママも今《いま》のまま娘《むすめ》を見《み》守《まも》る

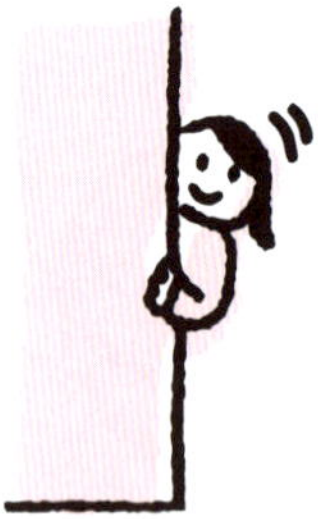

ほっとけってこと

難易度★☆☆

生《なま》バナナ

煮《に》バナナ揚《あ》げバナナ

焼《や》きバナナ

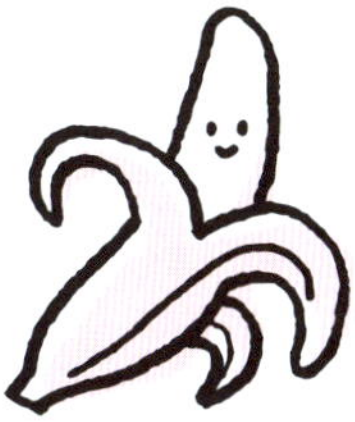

タイムセールに行くんだった

難易度★☆☆

微《ほほ》笑《え》む母《はは》

狒《ひ》狒《ひ》に微《ほほ》笑《え》む母《はは》

母《はは》の頬《ほほ》に微《ほほ》笑《え》み

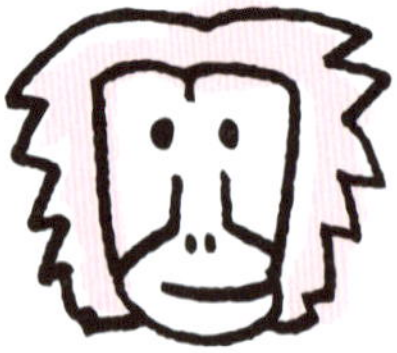

狒狒は猿、獅子はライオン、キキは猫

難易度★★☆

マモルを見《み》守《まも》る
お守《まも》りも
貰《もら》い物《もの》のまがい物《もの》

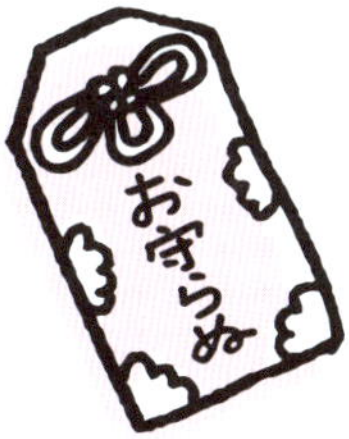

ま、気持ちの問題

難易度★★☆

椰子《やし》の実《み》ひとつ
獅子《しし》が食《く》い
菱《ひし》の実《み》ひとつ狒狒《ひひ》が食《く》う

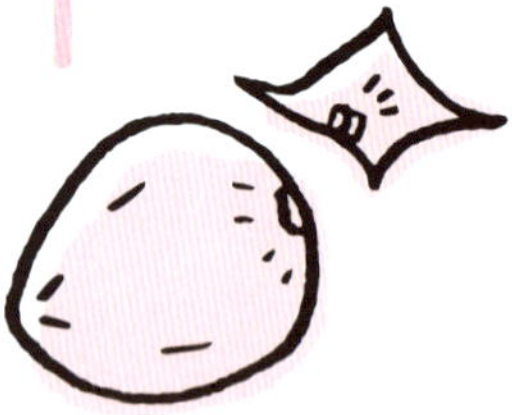

ひとつとは遠慮深い

難易度★★☆

母《はは》の頬《ほほ》に

微《ほほ》笑《え》みを見《み》た

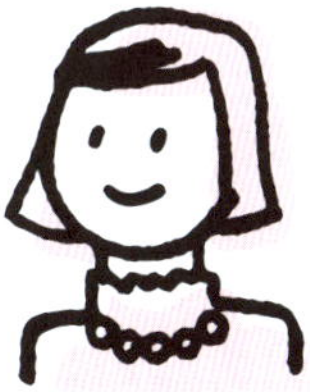

父は渋面

難易度★★☆

生《なま》アワビ煮《に》アワビ
蒸《む》しアワビ焼《や》きアワビ

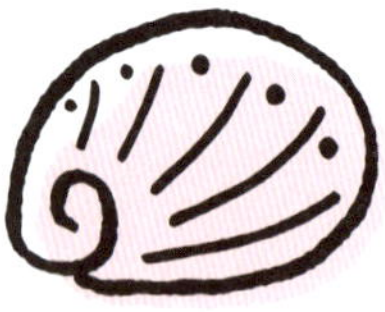

まさに究極の選択

難易度★★☆

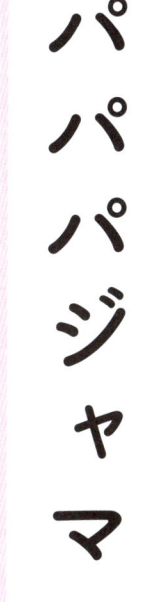

パパパジャマ

ママパジャマ

お子《こ》様《さま》パジャマ

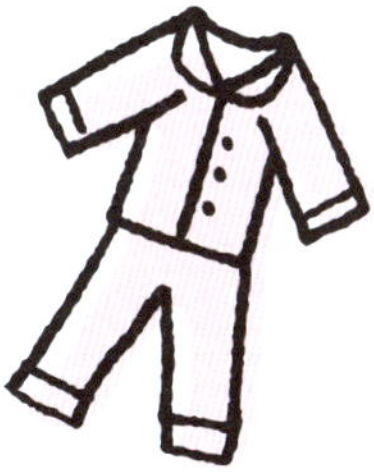

干してあったの？

難易度 ★★★

引《ひ》き続《つづ》き一人《ひとり》ずつ説《せっ》得《とく》を続《つづ》けています

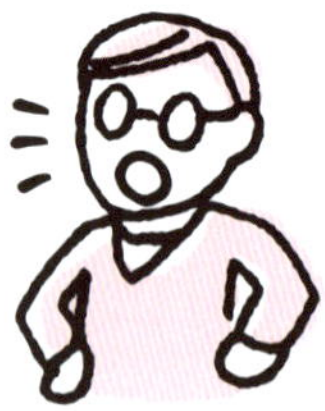

忍耐は体に悪い

難易度★★★

ナナの電話番号《でんわばんごう》は
0《ぜろ》7《なな》0《ぜろ》の7《なな》7《なな》7《なな》の
7《なな》7《なな》7《なな》7《なな》番《ばん》

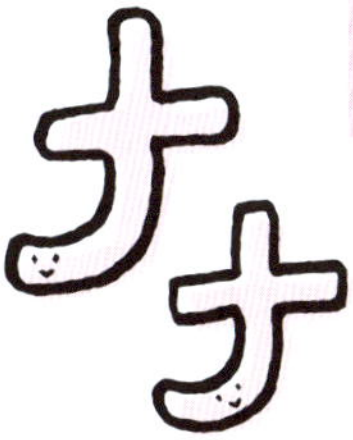

覚えやすいけど、言いにくい

難易度★★★

弥《や》生《よい》の宵《よい》は
やや余《よ》裕《ゆう》があるから
猶《ゆう》予《よ》をやろう

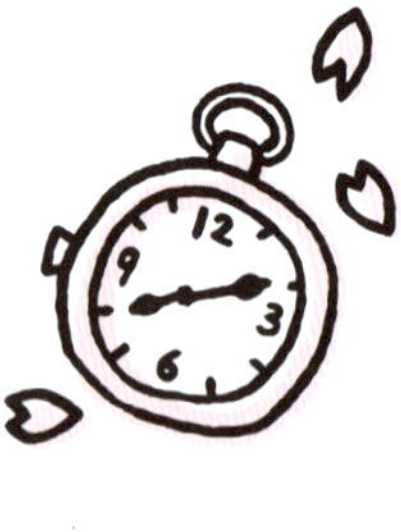

貸しをつくっちゃった

第8章

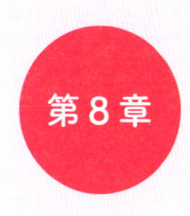

小さい「や、ゆ、よ、つ」が入る言葉を練習

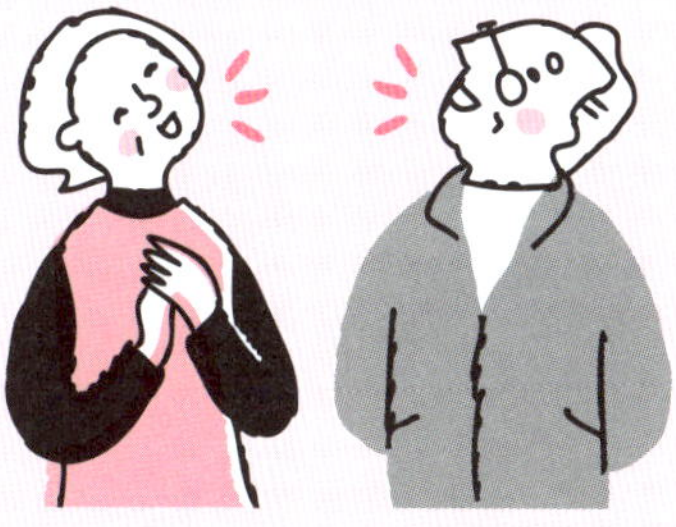

小さい「や、ゆ、よ、つ」が入るときは

「きゃ」「きゅ」「きょ」などのように、小さい「や、ゆ、よ」がついた音（拗《よう》音《おん》）の発音が苦手な人がいます。この音は「子音＋半母音＋母音」という、普通の音より、もう一捻りした面倒な構造でできていて、発音も面倒です。

- 「や、ゆ、よ」の捻れた面倒臭い音は簡単に発音しようとしないで、小さい「や、ゆ、よ、つ」も音に触るように。
- 小さい「つ」（促音）は「や、ゆ、よ」とは違い、一瞬息をのみ込むように止める。

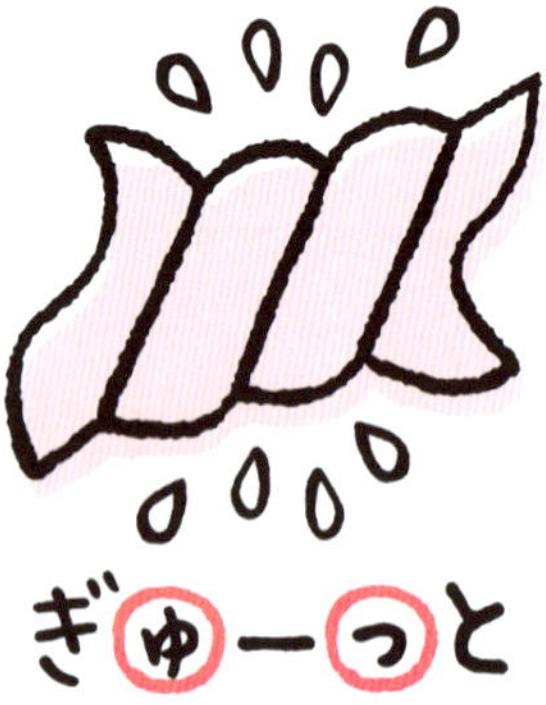

それでは、やってみましょう！

難易度★☆☆

年《ねん》中《じゅう》無《む》休《きゅう》の商《しょう》業《ぎょう》施《し》設《せつ》

あの手《て》この手《て》で

集《しゅう》客《きゃく》力《りょく》アップ

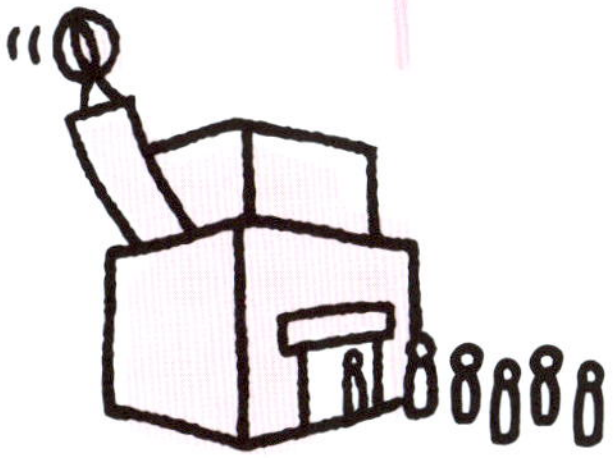

しかし、万策尽きて先日閉店

難易度★☆☆

車《しゃ》種《しゅ》三《さん》種《しゅ》
それぞれに視《し》察《さつ》中《ちゅう》

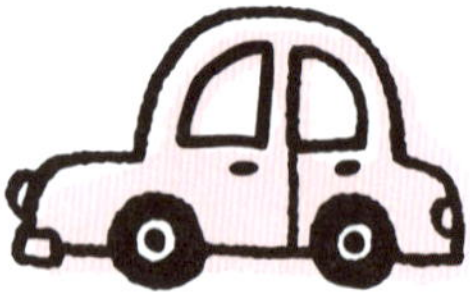

「しゃしゅしゃんしゅしょれじょれ」になってしまう

難易度★☆☆

クマ出《しゅつ》没《ぼつ》中《ちゅう》

イノシシ出《しゅつ》没《ぼつ》中《ちゅう》

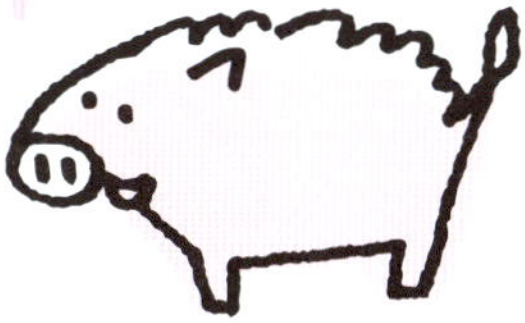

プーさんはクマではなくぬいぐるみです

難易度★☆☆

前《ぜん》述《じゅつ》の事《じ》情《じょう》

前《ぜん》日《じつ》の実《じつ》情《じょう》

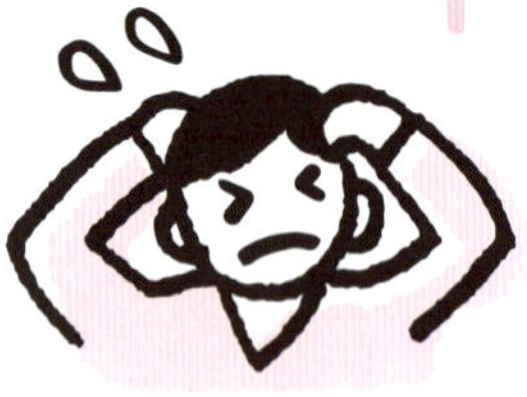

いろいろあるのね

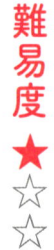

難易度★☆☆

ぺちゃくちゃ喋《しゃべ》って

めちゃくちゃはしゃぐ

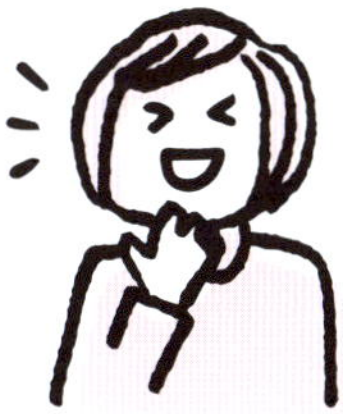

それがいちばん楽しい時間の過ごし方

難易度★★☆

謝《しゃ》肉《にく》祭《さい》　収《しゅう》穫《かく》祭《さい》
感《かん》謝《しゃ》祭《さい》の中《なか》から
選《えら》んでください

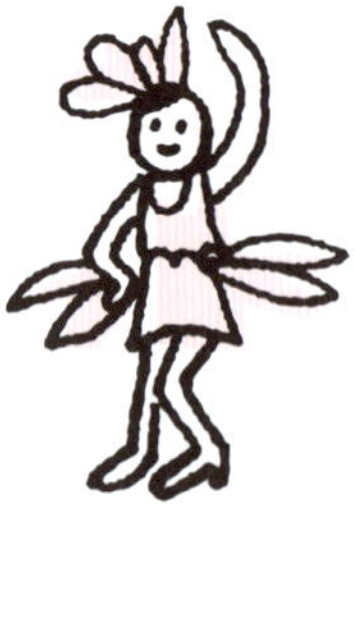

何を？

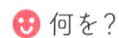

難易度★★☆

想《そう》像《ぞう》上《じょう》の訴《そ》状《じょう》

俎《そ》上《じょう》の僧《そう》正《じょう》

相《そう》乗《じょう》効《こう》果《か》過《か》剰《じょう》

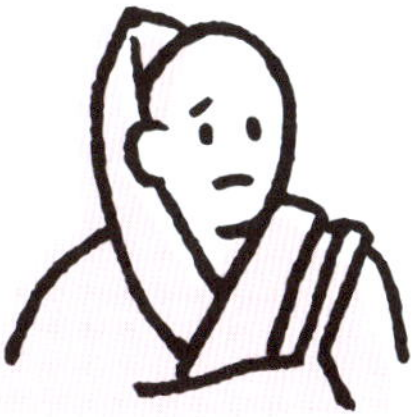

意味を理解して言ってみましょう

…………………………………………

…………………………………………

難易度★★☆

三《さん》ケ国《こく》協《きょう》議《ぎ》の詳《しょう》細《さい》を調《ちょう》査《さ》中《ちゅう》

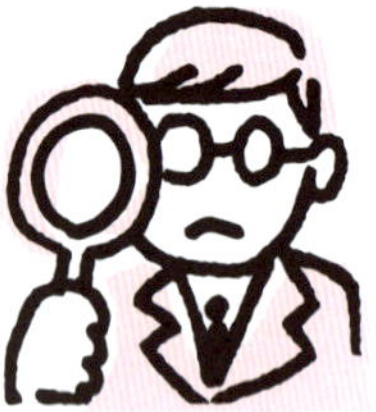

なんか怪しい謀議でもあったのか

難易度★★☆

消《しょう》耗《もう》品《ひん》費《ひ》を
極《きょく》力《りょく》抑《よく》制《せい》しなさい

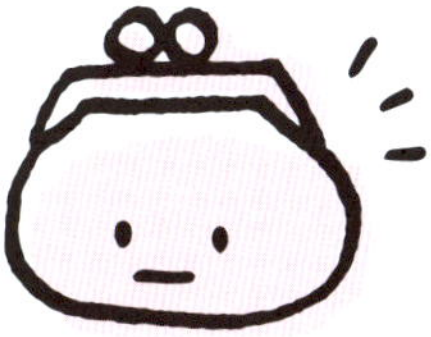

……って経理が言うんです

難易度 ★★★

酢《す》の醸《じょう》造《ぞう》所《しょ》

味《み》噌《そ》の醸《じょう》造《ぞう》所《しょ》

醤《しょう》油《ゆ》の醸《じょう》造《ぞう》所《しょ》

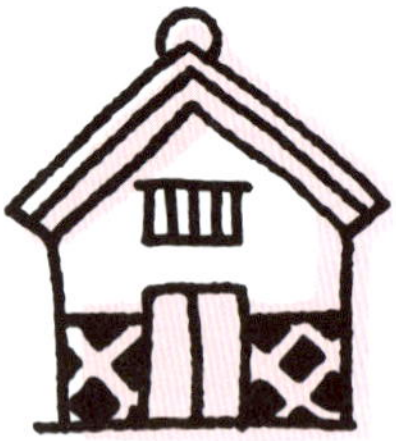

「醸造所」言うのも書くのも難しい

難易度★★★

呪《じゅ》術《じゅつ》師《し》、奇《き》術《じゅつ》師《し》、
魔《ま》術《じゅつ》師《し》疾《しっ》走《そう》中《ちゅう》

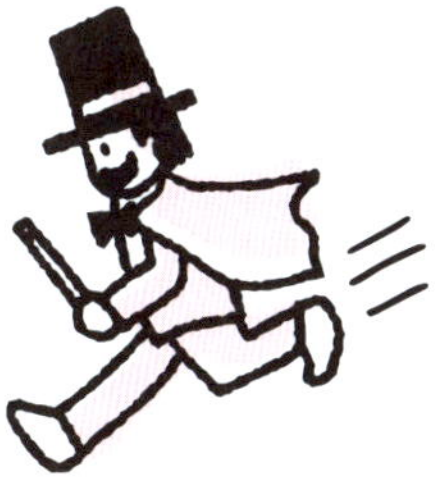

何があったの？

難易度★★★

水《すい》陸《りく》両《りょう》用《よう》車《しゃ》両《りょう》

療《りょう》養《よう》者《しゃ》専《せん》用《よう》車《しゃ》両《りょう》

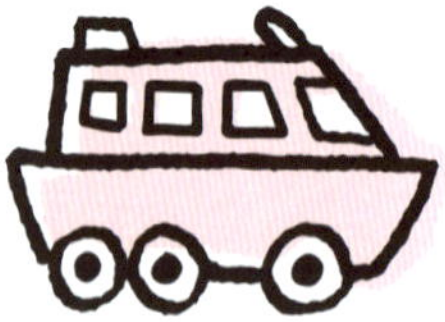

がんばれ、働くクルマ！

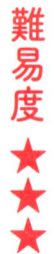

難易度★★★

骨《こつ》粗《そ》鬆《しょう》症《しょう》　訴《そ》訟《しょう》勝《しょう》訴《そ》

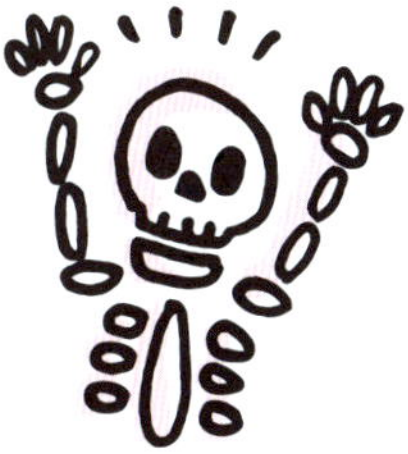

悪い医者にでも引っかかったの？

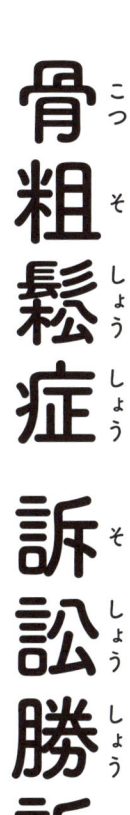

難易度★★★

コンビニに走《はし》って行《い》って
切《きっ》手《て》買《か》って
帰《かえ》って千《ち》切《ぎ》って貼《は》って

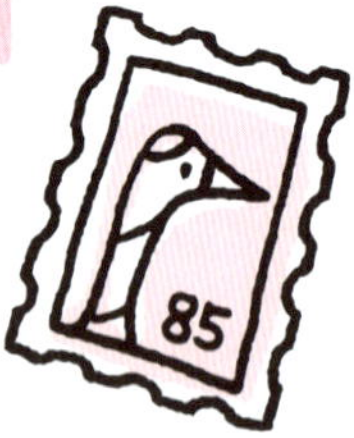

お疲れ様

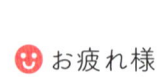

第9章

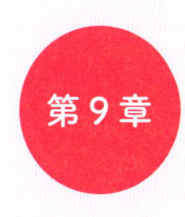

たくさん息を吸えるように練習

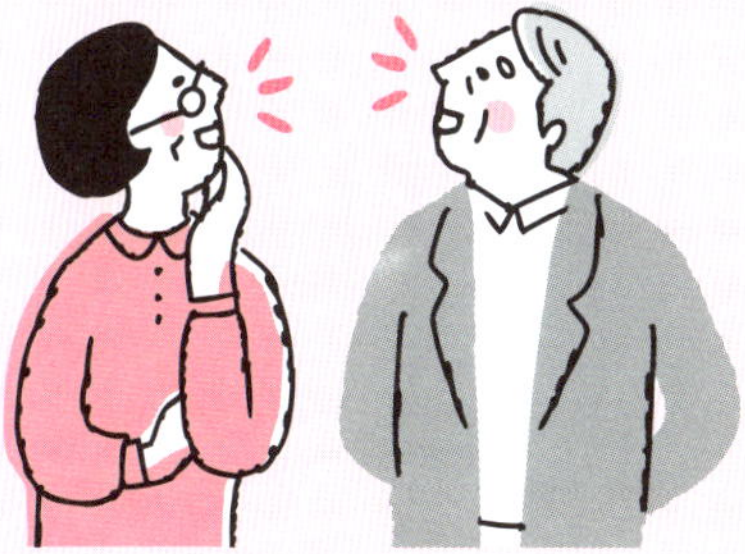

たくさん息を吸うために

横隔膜を緊張させ位置を下げたくさんの息を吸えるようにします。（腹式呼吸）

- 抜けていく息をゆっくり少しずつ使う。
- 吸いすぎると、かえって一度に出てしまう。
- 息を吐き、多少苦しくても絞り出すと、その後、息は大量に勝手に入ってくる。

一度に使い果たさないように、適度にケチな使い方をするのが大事です。「できた！」と思っても、途中で無意識に息を吸っている場合があるので気を付けて。頑張っていないと横隔膜は勝手に元に戻って息は抜けてしまいます。

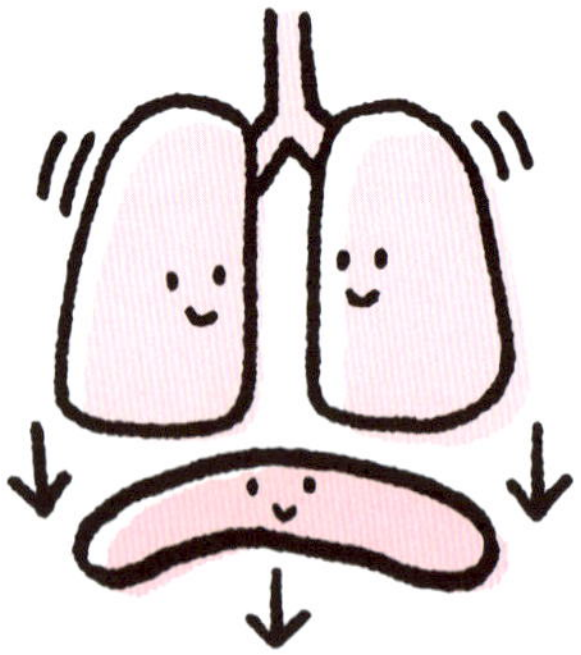

それでは、やってみましょう！

難易度★☆☆

振《ふ》り込《こ》め詐欺《さぎ》の
撲《ぼく》滅《めつ》作《さく》戦《せん》
決《けっ》定《てい》的《てき》決《き》め手《て》に苦慮《くりょ》

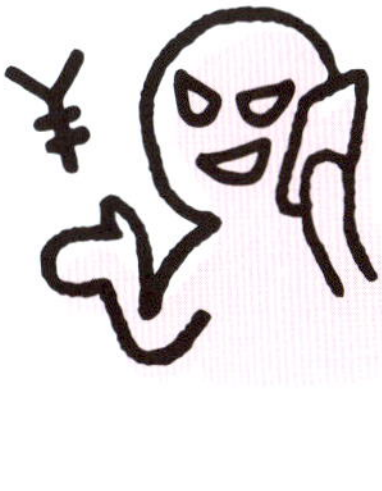

イタチごっこ&モグラたたき

難易度★☆☆

複《ふく》々《ふく》線《せん》化《か》に不《ふ》服《ふく》な
副《ふく》頭《とう》取《どり》が服《ふく》用《よう》した
頓《とん》服《ぷく》薬《やく》の副《ふく》作《さ》用《よう》で腹《ふく》痛《つう》

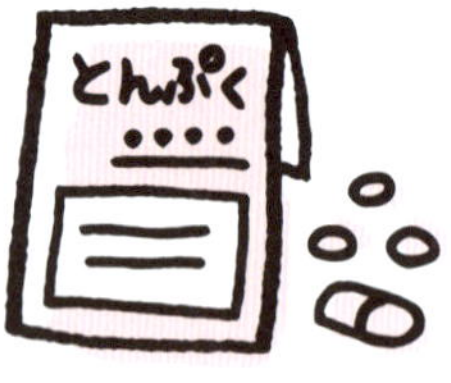

ついてない人ほどついてない

難易度★☆☆

例《たと》え世《せ》間《けん》からは
忘《わす》れられようとも
子《こ》供《ども》たちの立《りっ》派《ぱ》な行《こう》動《どう》を
私《わたし》は決《けっ》して忘《わす》れません

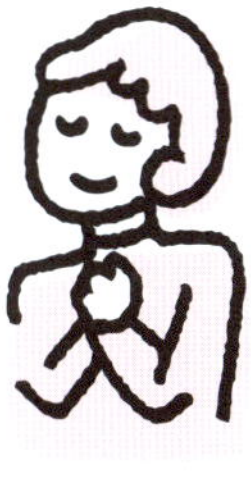

ヨッ！親の鑑

難易度 ★☆☆

立《た》てても立《た》てても
倒《たお》れる竪《たて》琴《ごと》だが
立《た》てても立《た》てなくても
竪《たて》琴《ごと》は竪《たて》琴《ごと》です

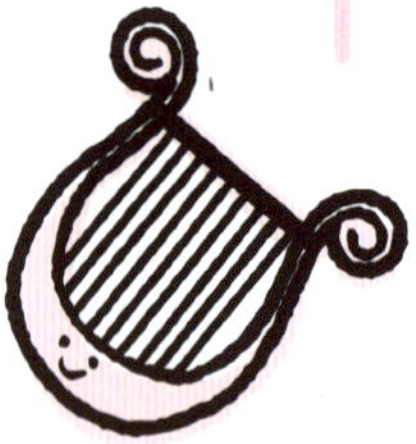

横にしても立ってるのかな？

難易度★★☆

親《おや》鴨《がも》の腿《もも》も小《こ》鴨《がも》の腿《もも》も

腿《もも》は腿《もも》

親《おや》鴨《がも》の腿《もも》肉《にく》も小《こ》鴨《がも》の腿《もも》肉《にく》も

腿《もも》肉《にく》は腿《もも》肉《にく》

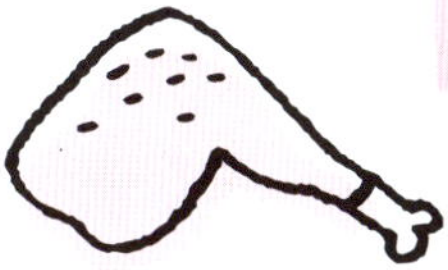

今夜は鴨鍋にしよう

難易度 ★★☆

堤《てい》防《ぼう》が耐《た》えられる
高《たか》さギリギリまで
増《ぞう》水《すい》していたにもかかわらず
決《けっ》壊《かい》は免《まぬが》れました

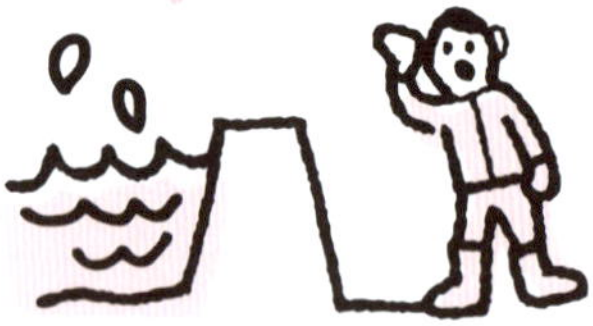

ギリギリ、セ──フ!!

難易度 ★★☆

真《ま》冬《ふゆ》の寒《さむ》さから一《いっ》転《てん》
初《しょ》夏《か》を思《おも》わせる
汗《あせ》ばむ陽《よう》気《き》となるなど
激《はげ》しい気《き》候《こう》の変《へん》化《か》が
繰《く》り返《かえ》されています

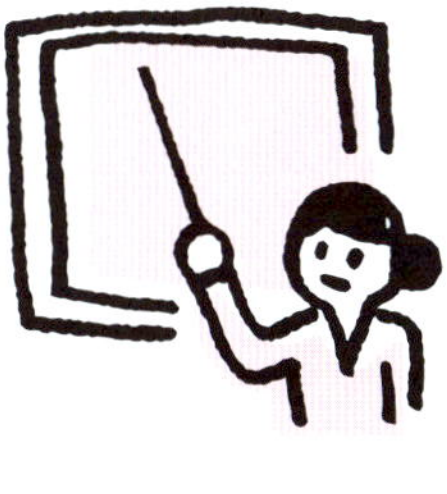

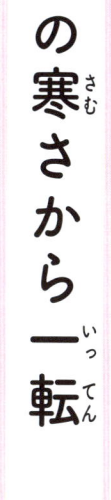

激しい寒暖差、激しく多量の雨、たびたび出現する竜巻……

難易度★★☆

強《つよ》くつねられれば誰《だれ》でも
思《おも》わず叫《さけ》んでしまいますが
絶《ぜつ》妙《みょう》に優《やさ》しくくすぐられても
叫《さけ》んでしまうのは
何《な》故《ぜ》でしょう

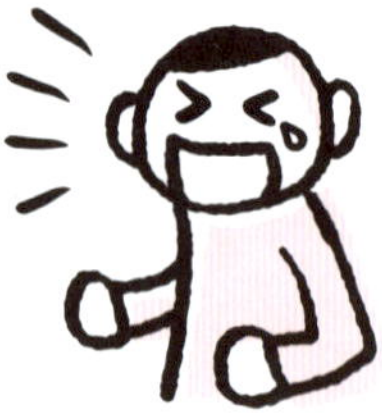

考えてもわからなかった

難易度★★★

この子《こ》のこの仔《こ》犬《いぬ》の価《か》格《かく》は
この価《か》格《かく》からこの価《か》格《かく》に
この子《こ》のこの仔《こ》猫《ねこ》の価《か》格《かく》は
この価《か》格《かく》からこの価《か》格《かく》に
変《へん》更《こう》になりました

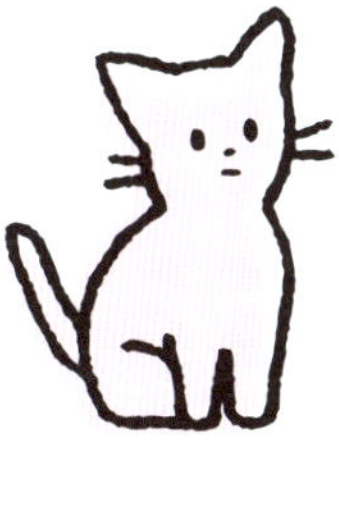

ペットも価格上昇中

難易度★★★

車掌《しゃしょう》さん車内《しゃない》で
シャックリのし通《どお》し
社長《しゃちょう》さん社内《しゃない》で
シャックリのし通《どお》し
市長《しちょう》さん市庁舎《しちょうしゃ》で
シャックリのし通《どお》し

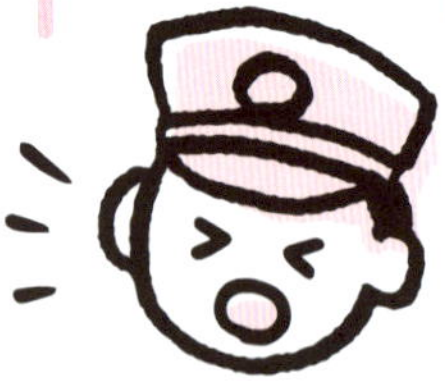

横隔膜を鍛えるとシャックリを止めやすくなる?

難易度 ★★★

天《てん》王《のう》寺《じ》の舞《ま》い舞《ま》い堂《どう》から
舞《まい》を舞《ま》えとの毎《まい》度《ど》の使《つか》い
前《まい》度《ど》のように舞《まい》が舞《ま》えますのなら
参《まい》って舞《まい》を舞《ま》いますけれど
前《まい》度《ど》のように舞《まい》が舞《ま》えませぬゆえ
参《まい》って舞《まい》は舞《ま》いませぬ

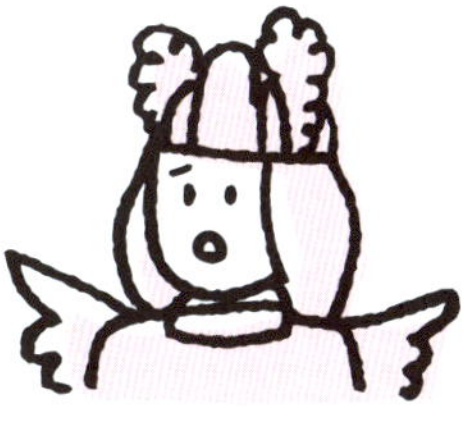

言い訳がましいとは、このことだ

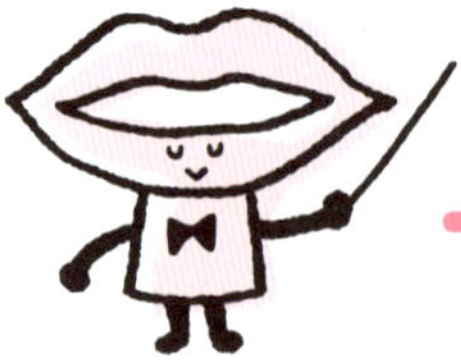

早口ことばコラム❸

佐藤 正文

舌も筋肉だった……

ラ行は「舌」が主役。舌は一枚の筋肉ではなく、いくつかの筋肉が組み合わさって舌の形になっています。だから、さまざまな動きができるし、形も自由に変えられるのです。舌は使わなければ衰えますが、鍛えれば素早く滑らかに動くようになります。年齢にかかわりなく、いくつになっても可能です。

第10章

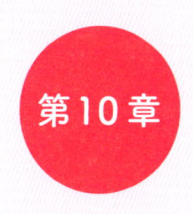

付録
懐かしい
早口ことば

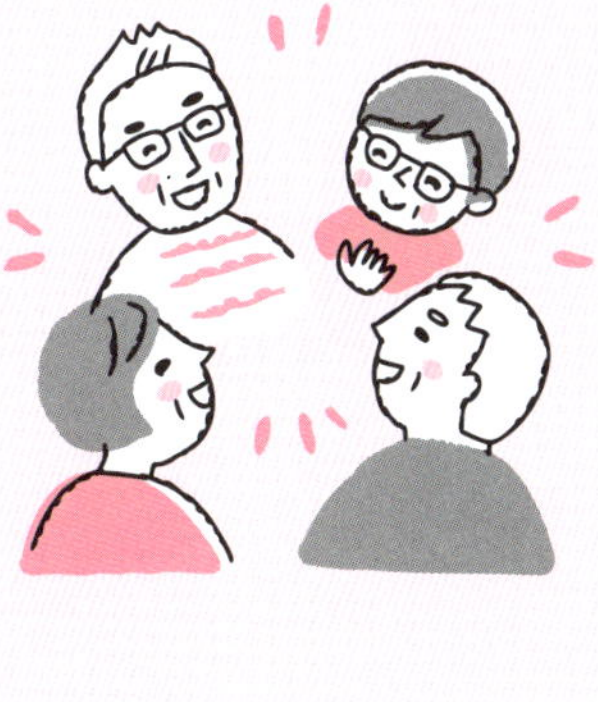

難易度★☆☆

柿《かき》か菊《きく》か
ここで聞《き》き
菊《きく》か柿《かき》か
ここで聞《き》こうか

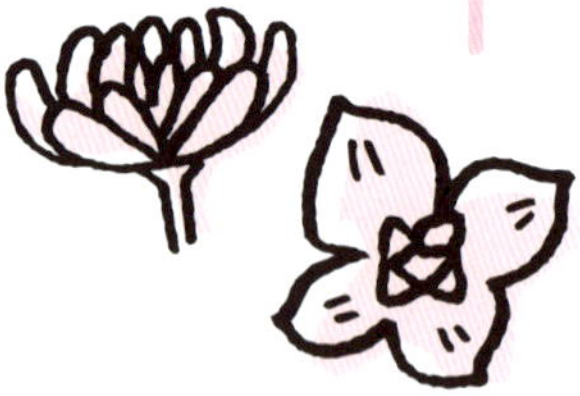

スマホで検索しましょう

難易度★☆☆

お綾《あや》や母《はは》親《おや》に
お謝《あやま》り
お綾《あや》や八《や》百《お》屋《や》に
お謝《あやま》りとお言《い》い

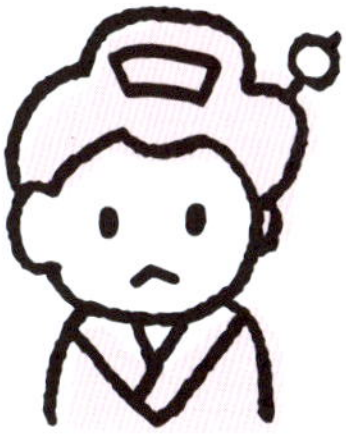

誰がいちばん悪いんだ？

難易度 ★☆☆

雀《すずめ》米《こめ》噛《か》む

生《なま》米《ごめ》噛《か》む

ここん小《こ》雀《すずめ》

小《こ》生《なま》米《ごめ》噛《か》む

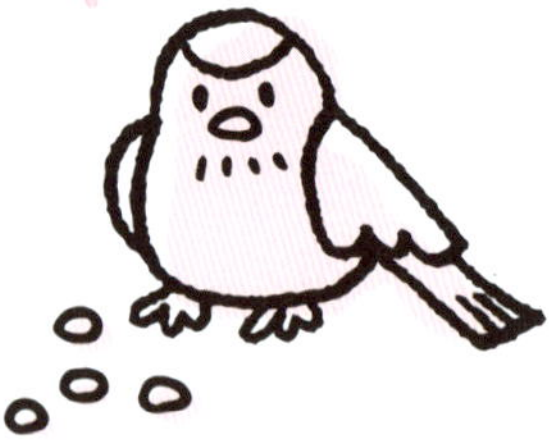

あなたは何度、舌噛んだ？

難易度★☆☆

ジャズ歌《か》手《しゅ》

シャンソン歌《か》手《しゅ》

演《えん》歌《か》歌《か》手《しゅ》

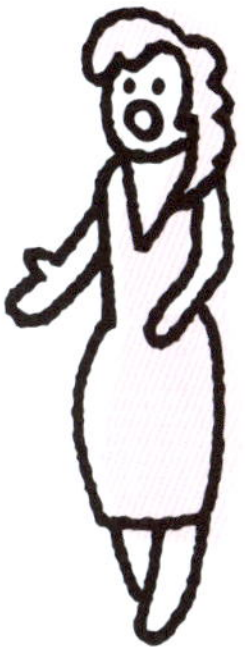

「新進シャンソン歌手新春シャンソンショー」もある

難易度★☆☆

刃《は》物《もの》や着《き》物《もの》や履《はき》物《もの》や
酒《さか》屋《や》に傘《かさ》屋《や》に魚《さかな》屋《や》に
八《や》百《お》屋《や》や宿《やど》屋《や》や
ややこしい

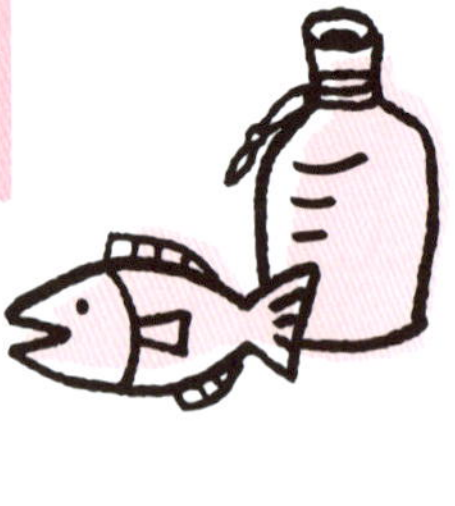

荒物屋って覚えてますか

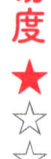

難易度★★☆

桃《もも》も桃《もも》

すももも桃《もも》

桃《もも》もすもももも

桃《もも》のうち

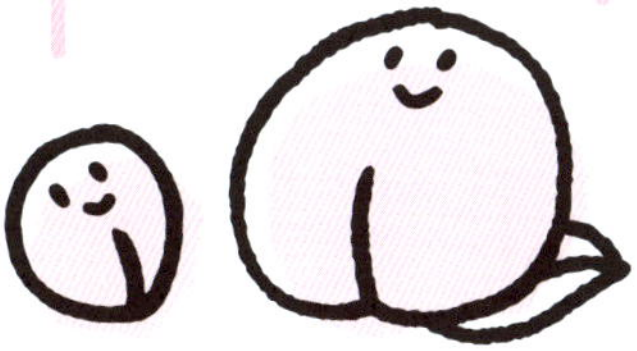

傑作中の傑作!

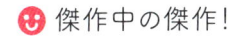

難易度★★☆

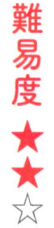

赤《あか》巻《まき》紙《がみ》青《あお》巻《まき》紙《がみ》黄《き》巻《まき》紙《がみ》

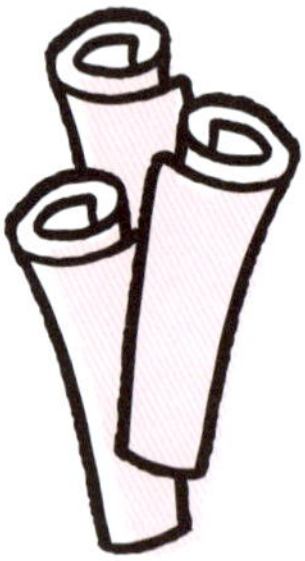

大人になっても言いにくい

難易度★★☆

抜《ぬ》きにくい釘《くぎ》

ひき抜《ぬ》きにくい釘《くぎ》

釘《くぎ》抜《ぬ》きで抜《ぬ》く釘《くぎ》

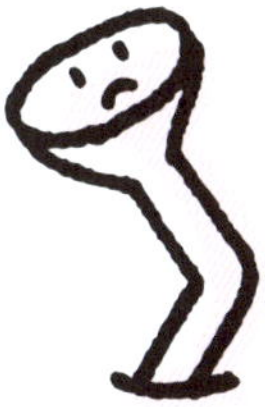

釘抜きで釘抜いたことある人、手をあげて

難易度 ★★☆

へりふみやれ

へりふみやれ

おへりふみやれ

おへへりおふふみやれ

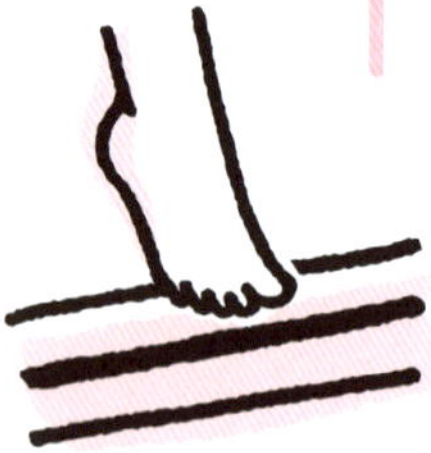

「へり」とは畳の縁のこと　これを踏むのはお行儀の悪いこと

難易度　★★★

竹《たけ》垣《がき》に
竹《たけ》立《た》て掛《か》けたのは
竹《たけ》立《た》て掛《か》けたかったから
竹《たけ》立《た》て掛《か》けた

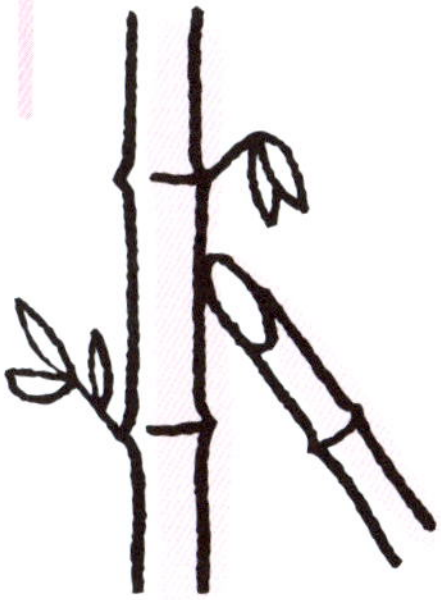

棒高跳びでもするかと思った

難易度 ★★★

猫《ねこ》が拝《おが》みやがる

犬《いぬ》が拝《おが》みやがる

馬《うま》が拝《おが》みやがる

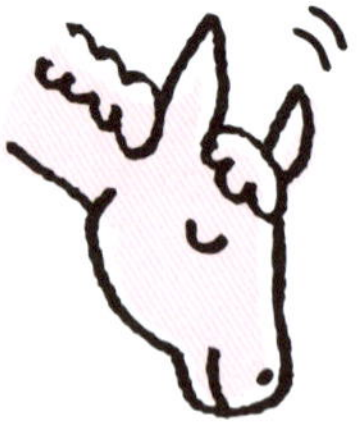

両手合わせた馬は想像できないニャン

難易度★★★

東《とう》京《きょう》特《とっ》許《きょ》許《きょ》可《か》局《きょく》

農《のう》商《しょう》務《む》省《しょう》特《とっ》許《きょ》局《きょく》

日《に》本《ほん》銀《ぎん》行《こう》国《こっ》庫《こ》局《きょく》

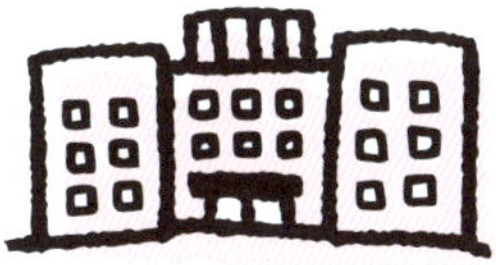

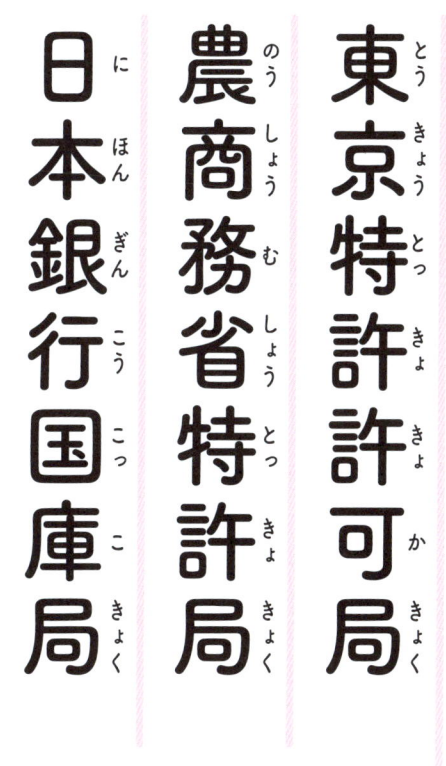

噛む噛むエブリバディ

難易度★★★

娘《むすめ》を茶《ちゃ》筅《せん》に結《ゆ》わせ
お茶《ちゃ》点《た》てさせた
さも点《た》てさせたし

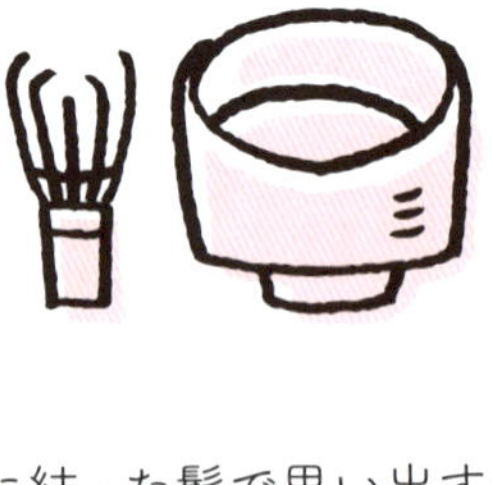

「茶筅」に結った髪で思い出すのは、バカ殿様

難易度★★☆

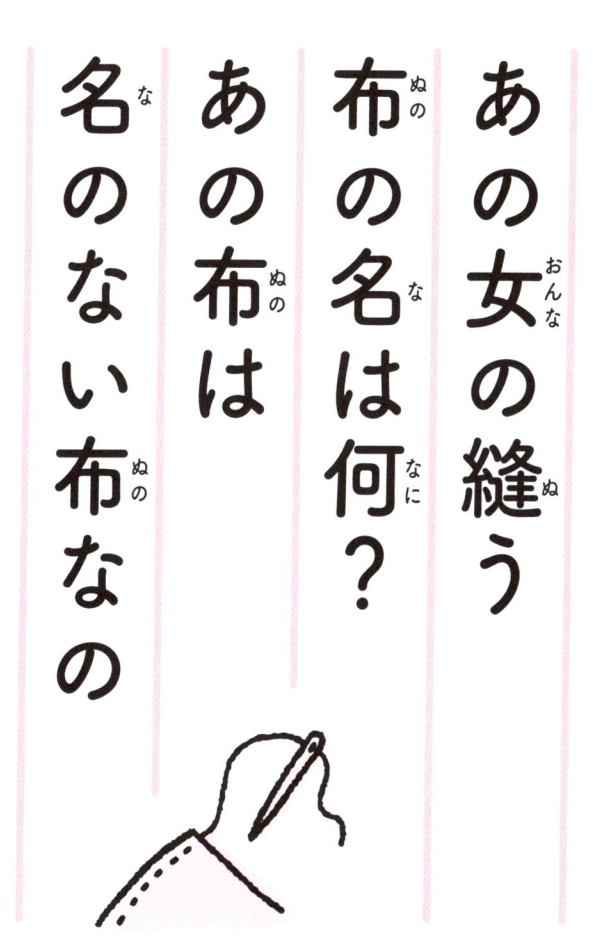

あの女《おんな》の縫《ぬ》う
布《ぬの》の名《な》は何《なに》？
あの布《ぬの》は
名《な》のない布《ぬの》なの

ポリエステル生地です

孫と一緒に楽しい時間を。知育遊びとしても活用

佐藤　正文

「早口ことば」に挑戦してみた結果はいかがでしたか？　苦手な発音の言葉があることに初めて気づいた方もいることでしょう。演劇の世界では、これを徹底的に叩き直されます。私も若い頃、先輩に「言えるようになるまで１００回やれ〜！」と、怒鳴られたものです。どんなに苦手な「早口ことば」でも、繰り返し練習すればやがてできるようになります。巻頭でも触れたように、文章の意味を理解しながら言葉を発音するようにすると、いっけん面倒そうですが、上達は早まります。

「早口ことば」が、時代を超え世代を超えて多くの人たちに愛されて

おわりに

きた理由の一つは、ただただ「面白いから」なんでしょうね。幼い子どもでも、5～6歳あたりからその面白さがわかるようです。

本書の編集を進めるなか、掲載候補を選び、付箋に書き付け、居間の壁に張り出して、壁と睨めっこの思案の日々でした。

そんな折、7歳になる孫が訪ねてきて、壁に張り出した「早口ことば」をいきなり読み上げ始めたのです。大きな声でたどたどしく読み上げ、私の顔をじっと見ながら笑う孫の姿に、恥ずかしながらこの「ジジバカ」はウルウルするほど感動したのでした。思いもしなかった孫との新しく楽しい遊びは、本書の副産物です。

シニアがつくる「シニア応援隊」となる本をめざして始めた本づくりでしたが、私が体験したように、ご家族との会話のきっかけになってくれたら、これ以上嬉しいことはありません。世代を超えたコミュニケーションのツールとしても役立ってくれることも、心から願っています。

「早口」も「おしゃべり」も
ホモ・サピエンスだけの得意技

福山 秀直

早口ことばを言っているときの脳

人は、正確にいうとホモ・サピエンスは、他の類人猿や動物とは異なる能力を持っています。その一つが、脳の能力を生かして「言語」を使うこと。もう一つは身体能力

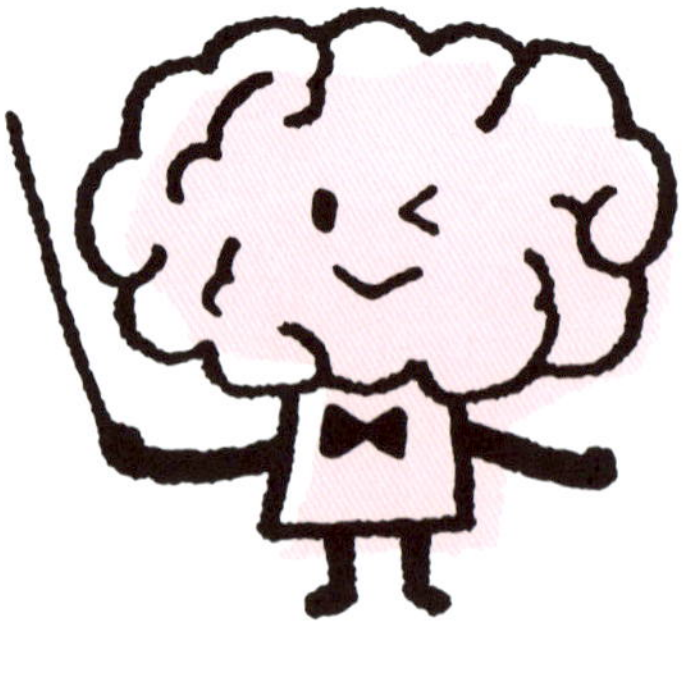

で、二足歩行をすることで、手を自由に使えることです。

言語能力は、「FoxP2」（フォックス・ピーツー）という遺伝子が関連していると考えられています。FoxP2は、「ヒトらしさを決める遺伝子」とも呼ばれています。発生学的に人に最も近いとされるネアンデルタール人でも、この遺伝子は持っていません。ホモ・サピエンスだけが持つ遺伝子で、これが今、私たちが自由に使いこなしている言葉に関連しているのです。

言語には、「話す」「聞く」の2つの機能があります。文明が発達するにつれ、このほかに文字を読み書きする機能も獲得してきました。話したり、聞いたり、本書の主題である「早口ことば」を練習したりしているとき、私たちの脳の中で何が起きているのかちょっと覗いてみましょう。

次のページの〈図1〉は、脳のどの部分がどんな機能を担っているかを示したものです。表面でいうと、おでこに当たるあたりが「前頭葉」、頭の後ろあたりが「後頭葉」です。言葉を「話す」機能は、前頭葉の下のほうにある「ブローカ野」というところが担っています。一方、言葉を「聞く」機能は、後頭葉に近い脳の側面にある「ウェルニッケ野」というところが担っています。このように、「話す」と「聞く」を担う機能は脳の別々の場所にあり、両者を太い線維（「弓状束」）が繋いでいます。

〈図1〉言葉の処理に関与する脳部位

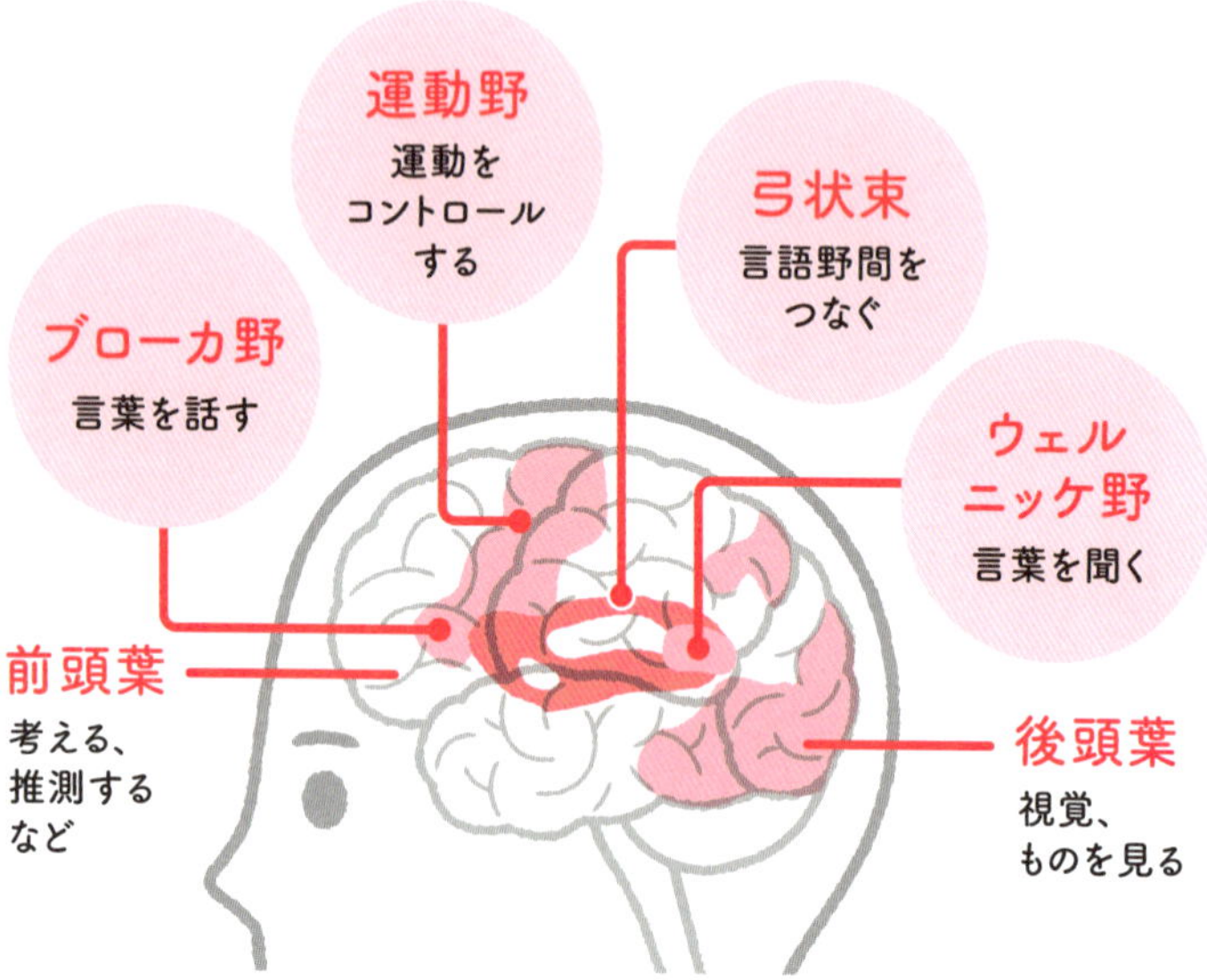

話すだけ、聞くだけではなく

「話す」と「聞く」は、それらを使う私たちからすれば一対の機能という感じがしますよね。それなのに、なぜこのように離れた場所に別々にあるのか、ちょっと不思議に思いませんか。それは次のような理由によるのではないかと推測されています。

「話す」機能を担う「ブローカ野」のすぐ上には、「顔や口」の運動をコントロールする「運動野」があります。また、「聞く」機能を担う「ウェルニッケ野」のすぐ前方には音を感じる「聴覚野」があります。つまり、それらが近くにあったほうが何かと〝便利〟で、かつ、より正確にスピーディーに反応できるからのようなのです。

なお、「見る」を担当する「視覚野」と、「聞く」を担当する「ウェルニッケ野」の近くには、「言語を読み解く」（言葉の意味を理解する）ための中枢機能があります。これも極めて合理的に配置されていることがわかります。

高度な言語能力を持つ日本人

日本語は、西洋の言語のようにアルファベット26文字さえ覚えればなんとかなるというような言語ではありません。ひらがな46文字、カタカナ46文字、漢字は常用漢字だけでも2000文字以上あり、文字表記に関しては世界で最も習得が難しい言語を持つ民族の一つと言えます。しかも、ひらがなも漢

〈図2〉言葉を聞いているときに反応する脳の部位

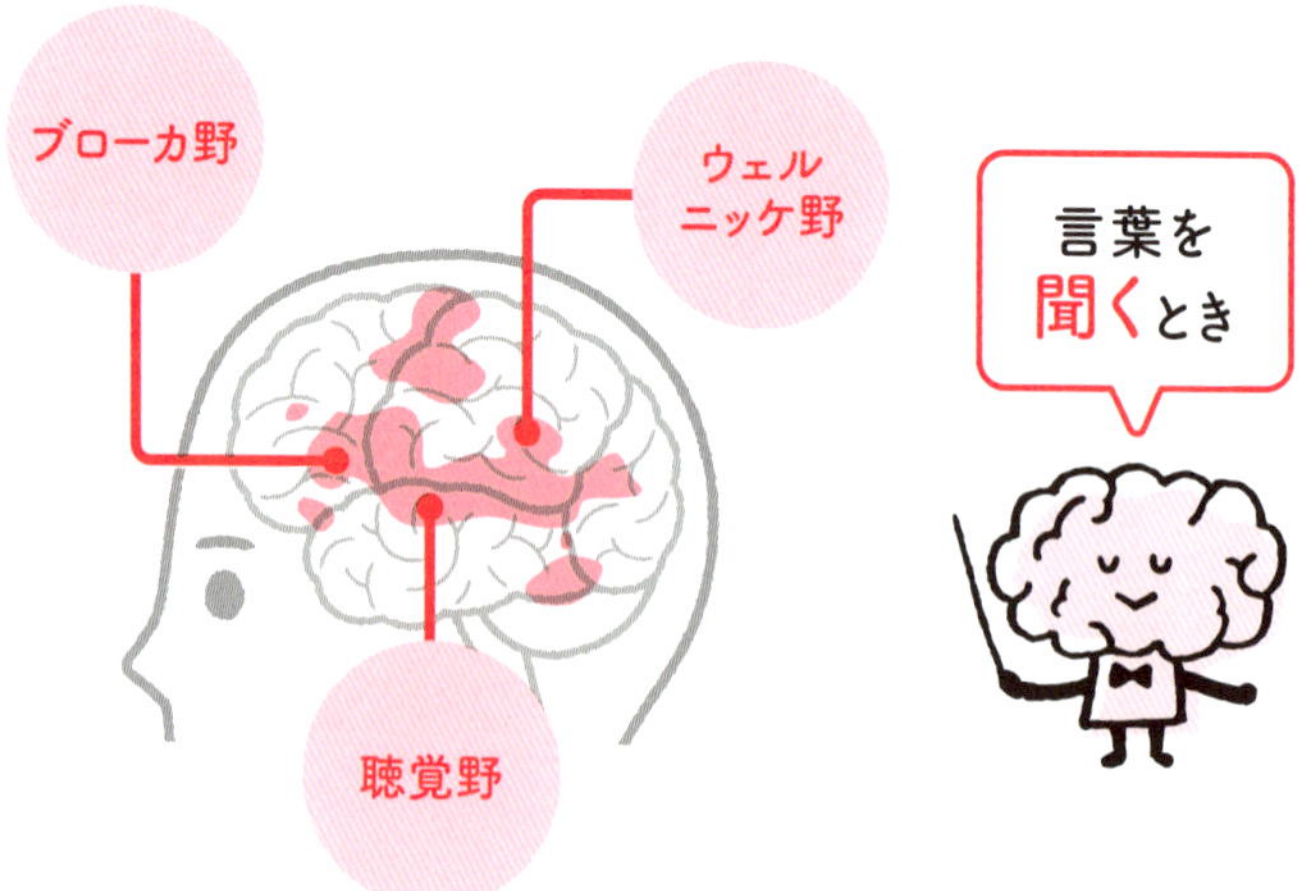

字も文章の位置によって読み方が変わるなど厄介な規則が多々あります。

日本語の習得には多大な努力を必要とし、そのほとんどを小学校を卒業する12歳くらいまでに習得する必要があるため、日本人は世界でも極めて高い言語能力を持つ人種であるとみる研究者もいます。

ヒトの脳は、形態的には大きく発達した「前頭葉」が特徴です。だから、おでこが広い。神経科学的に完全に解明されたわけではありませんが、ヒトの脳の特徴として、創造、推測、意識集中

〈図3〉言葉を読むときに反応する脳の部位

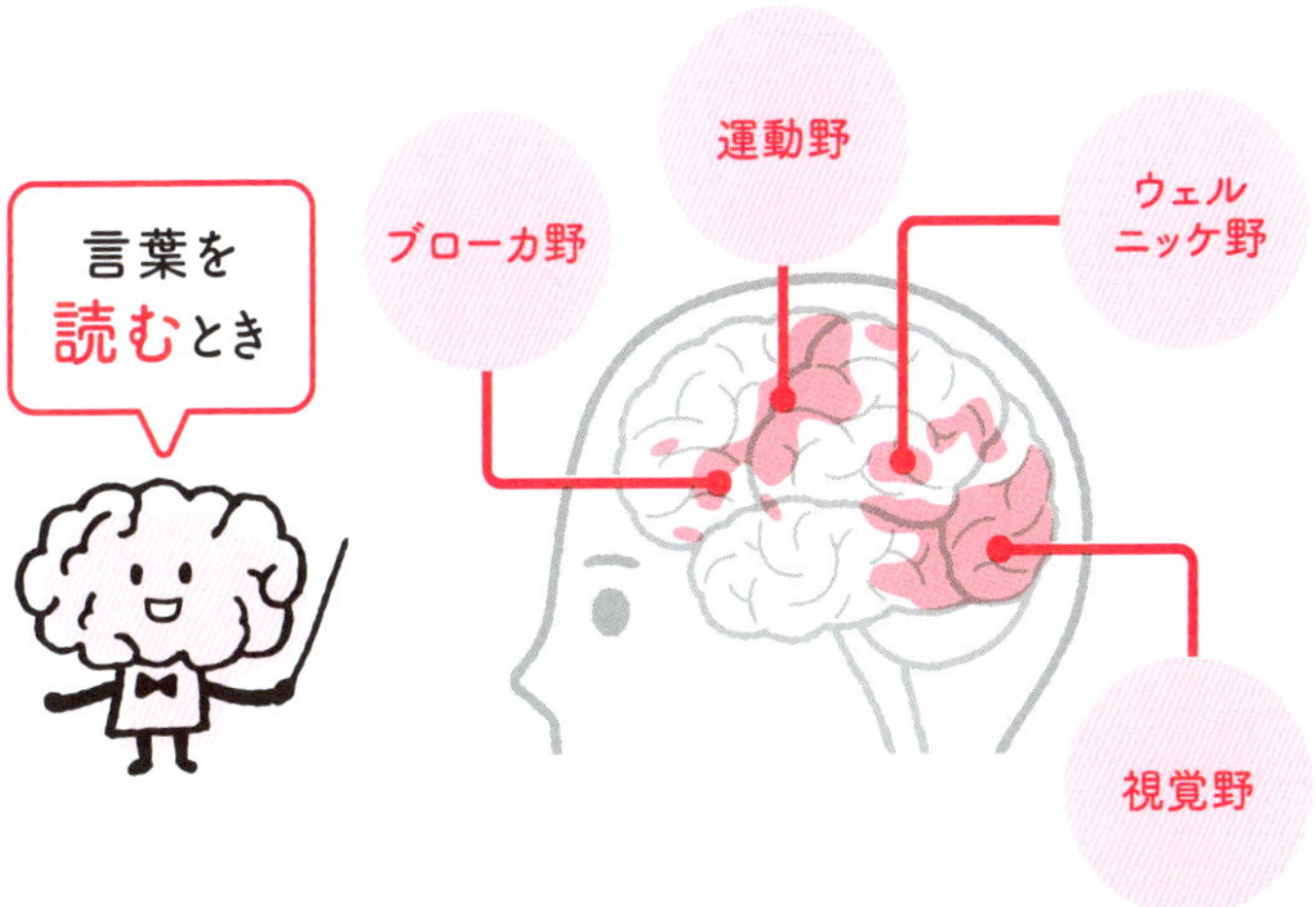

などの機能の他に、「他人を忖度する」など、他者との関係性のなかで生まれる「心」の機能も発達させてきたと考えられています。

「人の間」と書いて人間と読ませるのは、なるほど理にかなっています。私たちが集団生活を好み、相互にコミュニケーションを取り合うのも、他の動物と比べて極度に発達した前頭葉と言語機能によるものと考えられます。

疫学的研究から、家族や友達がいないなどの社会的孤立は、認知症の原因の一つになりやすいということがわかってきました。長生きできるのはありがたいことですが、認知症になることだけはなんとか避けたい、それが長寿時代を生きる高齢者に共通する希望であり悩みでもあります。

人との関わりも認知症予防

認知症予防のためには、意識して人と関わり、会話する生活を続けることが大事です。他者とのコミュニケーションを欠かさないことが、脳の老化を防ぎ、認知症を予防する有効な手段となることは医学的にも証明されています。

ただし、ただ漫然と季節の挨拶や、あたりさわりのない会話を交わすだけでは、大きな効果は期待できないかもしれません。持てる言語機能を駆使して、相手と深く関わるコミュニケーションを心がけましょう。

自分の思いを相手に伝え、相手がそれをどう受け止めてくれたか推測し、もし共感してくれたようなら、その嬉しさを相手に伝える……というように、会話のキャッチボールを楽しんでほしいものです。そんな時、二人の脳の反応を「ＭＲＩ」で観察したなら、「話す」「聞く」などの言語機能中枢がはっきりと反応しているはずです。

著者紹介

福山 秀直（ふくやま ひでなお）

市立野洲病院病院長。京都大学名誉教授。医学博士。脳機能研究の第一人者。1975年京都大学医学部卒業、2001年高次脳機能総合研究センター教授に就任。ポジトロンCT（PET）や、MRIを活用して脳内のさまざまな機能や物質を画像化し、人間の脳機能の仕組みをはじめ、高齢化社会の重要課題である認知症の研究にも取り組む。京都大学医学部附属病院、現在は市立野洲病院で神経内科臨床医としても活躍。

佐藤 正文（さとう まさふみ）

演技トレーナー、演出家、俳優。1970年桐朋学園大学演劇専攻科卒業。劇団俳優座、安部公房スタジオを経て日本大学芸術学部非常勤講師、尚美学園大学客員教授。芸能プロダクションavex、スターダスト・プロモーションなどでも演技レッスンを担当し、多数の俳優を育成する。アマチュア劇団や朗読サークルを指導し、高齢者を含め延べ約5000人の受講者にトレーニングツールの一つとして「早口ことば」を指導。マンツーマン、少人数での指導を基本とし、正しい発語に導くきめ細かい指導は定評がある。

「早口ことば」で認知症予防

2024年11月22日　第1刷発行
2025年3月31日　第2刷発行

発行人・編集人　奈良原 敦子（株式会社 ART NEXT）
発行所　株式会社 ART NEXT
〒150-0044 東京都渋谷区円山町5-5 Navi渋谷V 3F
info@art-next.co.jp
印刷・製本　株式会社 シナノ
ブックデザイン　森 誠二
カバー・扉イラスト　にしやひさ／PIXTA
本文イラスト　MUTTA
校正　株式会社 ヴェリタ
企画・構成・編集　佐藤 映湖（株式会社 オーキャン）
松本 なつ子

ISBN 978-4-910825-25-0